Bettig (Hrsg.)

Technische Innovationen in der Pflege

Handlungsempfehlungen für die erfolgreiche Implementierung

Technische Innovationen in der Pflege

Handlungsempfehlungen für die erfolgreiche Implementierung

Herausgegeben von

Prof. Dr. Uwe Bettig

Mit Beiträgen von

Prof. Dr. Uwe Bettig
Saskia Ehrenfried, M. Sc.
Bianka Grau
Prof. Dr. Martin Heckelmann
Heidemarie Hille
Madlen Lippeck
Tobias Kley
Kathrin Knuth, M. Sc.
Prof. Dr. habil. Herbert Schirmer

medhochzwei

Bibliografische Informationen der Deutschen Nationalbibliothek

Die Deutsche Nationalbibliothek verzeichnet diese Publikation in der Deutschen Nationalbibliografie; detaillierte bibliografische Daten sind im Internet über http://dnb.d-nb.de abrufbar.

Bei der Herstellung des Werkes haben wir uns zukunftsbewusst für umweltverträgliche und wiederverwertbare Materialien entschieden.
Der Inhalt ist auf elementar chlorfreiem Papier gedruckt.

ISBN 978-3-98800-091-0

www.medhochzwei-verlag.de

Satz: Reemers Publishing Services GmbH, Krefeld
Umschlaggestaltung: kreativmedia KONZEPTION & DESIGN, Hückelhoven
Druck: ADverts printing house, Riga
Titelbild: jittawit21/Shutterstock.com

Vorwort

„Wer hohe Türme bauen will, muss lange beim Fundament verweilen“ hat der österreichische Komponist Josef Anton Bruckner gesagt. Damit hat er sich vermutlich nicht auf die Digitalisierung im Gesundheitswesen bezogen, dennoch können diese Worte hierfür gelten.

Bereits 2021 ist das Jahrbuch „Digitalisierung in der Pflege“ erschienen. Wir haben darin (Zwischen-) Ergebnisse des vom Bundesministerium für Bildung und Forschung geförderten Projektes „Pflegepraxiszentrum-Berlin“ vorgestellt. Berlin ist seit 2018 neben Hannover, Freiburg und Nürnberg ein Standort, an dem der Einsatz moderner Technologien in der pflegerischen Versorgung erprobt wird. Die Projekte sind Teil des Clusters "Zukunft der Pflege: Mensch-Technik-Interaktion für die Praxis".

Der Part des Teams der Alice Salomon Hochschule ist mittlerweile abgeschlossen. Inhaltlich haben wir uns vor allem mit der Bewertung der durch die Digitalisierung veränderten Prozesse aus pflegerischer und ökonomischer Sicht beschäftigt. Daneben haben wir auch Hemmnisse bei der Implementierung untersucht. Ein wesentliches Ergebnis ist das „kePPModel – kennzahlenbasiertes Prä-Post-Modell zur gesundheitsökonomischen Betrachtung von Pflegekernprozessen“. Dies wird Gegenstand weiterer Forschung sein, da die Digitalisierung von Prozessen weiter voranschreiten wird und eine Möglichkeit der Bewertung für die Akzeptanz neuer, innovativer Lösungen unerlässlich ist.

Das Berliner Projekt wird durch die Johannesstift Diakonie Pflege & Wohnen koordiniert. Weitere Projektpartner sind die Charité Universitätsmedizin Berlin (Forschungsgruppe Geriatrie, AG Alter und Technik und AG Pflegeforschung), EGZB Johannesstift Diakonie (Krankenhaus), escos COPILOT, NursIT Institute GmbH, das Institut Mensch, Ethik und Wissenschaft gGmbH und die Alice Salomon Hochschule Berlin.

Das vorliegende Buch beginnt mit einem Überblick über die Chancen und Grenzen der Digitalisierung im Gesundheitssystem. Herbert Schirmer zeigt hier ein breites Feld an Einsatzmöglichkeiten und -erfordernissen digitaler Systeme aber auch von KI. Das Arbeitsfeld professionell Pflegender wird sich wandeln, was hier als Chance für die Akademisierung aber auch die Fachkräftegewinnung gesehen wird.

Bianka Grau und Madlen Lippek beschreiben die Einführung der Elektronischen Patientenakte (ePA) bei der Johannesstift Diakonie gAG. Das Beispiel zeigt sehr eindrücklich, wie digitale Instrumente kombiniert angewandt werden können und als „komplette" Lösung den Arbeitsalltag der Mitarbeitenden erleichtern und die Versorgung sicherer machen. Dies führt letztlich zu einer hohen Akzeptanz der Mitarbeitenden und letztlich auch zu Vorteilen bei der Personalakquise.

Saskia Ehrenfried beschreibt im folgenden Beitrag „Sekundäre Auswirkungen von sensorbasierten Pflegeinformationstechnologien auf Teilprozesse in der stationären Pflege älterer Menschen". Der Beitrag basiert auf ihrer Masterarbeit im Studiengang Public Health an der Berlin School of Public Health, die ich betreuen durfte. Basis des Beitrages ist eine qualitative Erhebung bei Pflegefachkräften. Ein Ergebnis der Befragung ist, dass viel positive aber auch negative Aspekte seitens der Mitarbeitenden benannt werden. Eine prozessuale Betrachtung bei Implementierung und regelhafter Nutzung wird als vorteilhaft beschrieben. Die weitere Implementierung technischer Neuerungen sollte unbedingt forschend begleitet werden, um die Technologieakzeptanz weiter stärken zu können.

Uwe Bettig, Kathrin Knuth, Saskia Ehrenfried und Tobias Kley beschreiben die Schnittstellen, die im geriatrischen Versorgungsprozess vorzufinden bzw. notwendig sind. Auch dieser Beitrag basiert auf einer Befragung der Pflegenden und es werden Möglichkeiten und Chancen benannt, wie die Digitalisierung den interprofessionellen Prozess verbessern kann, wenn die technischen Voraussetzungen dafür geschaffen werden.

Das Forschungsprojekt zeigt die Schwierigkeiten, digitale Systeme in den Regelbetrieb zu übernehmen. Martin Heckelmann liefert zunächst einen Überblick über die verschiedenen Möglichkeiten und grenzt diese gegeneinander ab. Hier wird betont, diesen Aspekt bereits bei der Entwicklung neuer Lösungen im Auge zu behalten, da viele Faktoren bei der Zulassung zu berücksichtigen sind. Anschließend werden im Beitrag von Uwe Bettig, Saskia Ehrenfried und Kathrin Knuth die Ergebnisse einer Erhebung zum Regelbetrieb von Pflegeinnovationstechnologien aufgezeigt. Experten aus den Bereichen der Kostenträger, Verbände, Praxiseinrichtungen, Wissenschaft, Wirtschaft und Politik wurden in die Befragung einbezogen. Neben vielen Hindernissen, die aufgezeigt werden, wird auch betont, dass viele technische Lösungen bereits im Regelbetrieb angewandt werden. Wichtig ist die Einbeziehung der professionell Pflegenden bereits bei der Entwicklung von Pflegeinnovationstechnologien, um diese nachhaltig in die Prozesse der Einrichtungen integrieren zu können.

Im letzten Beitrag des Werkes beschreibt Heidemarie Hille Erfolgsfaktoren für eine Verbesserung der Abläufe durch Implementierung von Pflegeinnovationstechnologien. Hier wird aufgezeigt, in welcher Form Prozesse analysiert und optimiert werden können. Auch Fehler und Risiken bei der Implementierung neuer Technologien in bestehende Prozesse werden aufgezeigt. Wie im Beitrag zuvor wird betont, dass ein Erfolgsfaktor in der interdisziplinären Zusammenarbeit liegt, um so letztlich die Versorgungsqualität erhöhen zu können.

Wir bedanken uns beim Projektträger, der VDI/VDE Innovation + Technik GmbH, und insbesondere bei Frau Catherine Naujoks für die Begleitung des Projekts.

Besonderer Dank gilt den beiden Wissenschaftlichen Mitarbeiterinnen im Projekt Kathrin Knuth, M. Sc. und Saskia Ehrenfried, M. Sc. Beide haben das Projekt in besonderer Weise gestaltet, vorangebracht und so zum Erfolg maßgeblich beigetragen. Beruflich sind beide nun neue Schritte gegangen, wofür ich beiden allen denkbaren Erfolg wünsche.

Ebenfalls bedanken wir uns bei allen Kolleg*innen vom medhochzwei Verlag, die uns dieses Werk ermöglicht haben, in besonderer Weise bei Annette Xandry und James Kain, die das Werk begleitet und bei der Realisierung unterstützt haben.

Im Namen aller Herausgeber*innen und Autor*innen wünsche ich allen, die dieses Buch lesen werden, eine anregende Lektüre. Vielleicht können die Beiträge helfen, Implementierungsprozesse zu erleichtern und die Digitalisierung damit voranzubringen. Frei nach Josef Anton Bruckner sind auch noch Arbeiten am Fundament, also der Gesetzgebung und der Finanzierung notwendig.

Über Rückmeldungen und Anregungen aus anderen Projekten der Digitalisierung im Gesundheitswesen freuen wir uns.

Berlin, im August 2024

Uwe Bettig

Inhaltsverzeichnis

Beitrag 1

Chancen und Grenzen der Digitalisierung bei der Versorgung von pflegebedürftigen Personen im deutschen Gesundheitssystem

Prof. Dr. habil. Herbert Schirmer

Abstract: Die Digitalisierung und die Künstliche Intelligenz werden in den Arbeitsfeldern der stationären und ambulanten Pflege in Zukunft immer mehr zur Selbstverständlichkeit werden. Daher befasst sich dieser Teil des Buches einleitend mit den politischen, wirtschaftlichen und rechtlichen Gesichtspunkten der Digitalisierung im Gesundheitswesen und der Bedeutung für die Pflege von Patientinnen und Patienten. Danach wird die digitale Chance der Pflege in den verschiedenen Versorgungsformen sowie die Akzeptanz seitens der Pflegefachkräfte und der Pflegebedürftigen hinterfragt. Anschließend wird der Fokus auf den Nutzen der elektronischen Patientenakte und des E-Rezepts bei der Pflegedokumentation und der Einhaltung des Medikationsplanes gerichtet. Einen besonderen Schwerpunkt bildet die digitale Unterstützung der pflegerischen Versorgung der Bevölkerung in den ländlichen Gebieten. Hierbei geht es vor allem um innovative digitale Möglichkeiten zur Pflegeunterstützung und den Nutzen der Telematikinfrastruktur bei der pflegerischen Versorgung von Patientinnen und Patienten in ländlichen Gebieten. Einen besonderen innovativen Ansatz in der Pflege bietet mHealth mit seinen verschiedenen medizinisch verordneten und frei verfügbaren digitalen Gesundheits-Apps. Außerdem wird die zunehmende Bedeutung von Wearables für die Überwachung der Vitalparameter der zu pflegenden Patientinnen und Patienten erörtert. Ein abschließendes Kapitel behandelt, wie die Digitalisierung und die Künstliche Intelligenz einerseits die Aufgabenfelder der Pflegefachkräfte verändern wird und andererseits die Neuausrichtung der Aus- und Fortbildung sowie der Akademisierung von Pflegeberufen erforderlich macht. Insgesamt wird in den Ausführungen dieses Buches klar, dass gravierende Veränderungen im Wissen, Können und Handeln aller an der stationären und ambulanten Pflege beteiligten Fachkräften bevorstehen. Damit wird der Pflegeberuf vor allem für junge Menschen attraktiver werden und die gesellschaftliche Anerkennung von pflegenden Tätigkeiten wird sich erhöhen.

1 Politische, wirtschaftliche und rechtliche Gesichtspunkte der Digitalisierung im Gesundheitswesen und ihre Bedeutung für die Pflege von Patientinnen und Patienten

1.1 Die politischen Zielrichtungen zur Sicherung einer erfolgreichen Digitalisierung im deutschen Gesundheitswesen

Viele Bereiche des politischen, wirtschaftlichen, gesellschaftlichen und persönlichen Lebens werden in den nächsten Jahrzenten von der Digitalisierung und der Künstlichen Intelligenz durchdrungen sein. Der Begriff Digitalisierung hat in unserer Gesellschaft mehrere Bedeutungen. Allgemein ist akzeptiert, dass die Kommunikations- und Informationstechniken immer weniger analog und vielmehr digital funktionieren. Der Digitalisierungsprozess umfasst aber auch zahlreiche Techniken und Technologien zur Nutzung von Geräten und Instrumenten wie OP-Robotern, Pflegerobotern, Fahrzeugen, elektronische Uhren oder digitale Selbstlernprogramme.

Die Bedeutung der Digitalisierung im deutschen Gesundheitswesen ist von der Bundesregierung erkannt worden. Durch die Digitalisierung werden analoge Leistungen durch digitale Leistungen teilweise oder ganz ersetzt. Daher ist die Digitalisierung im Gesundheitswesen ein zentrales Thema in der laufenden Legislaturperiode der Bundesregierung. Dennoch verläuft die Umsetzung im Vergleich zu anderen Ländern in Europa zu langsam. Das Tempo muss erhöht werden, da die Digitalisierung im

Gesundheitswesen durch die demografische Entwicklung und den Anstieg chronischer Erkrankungen verstärkt an Bedeutung gewinnt. Seit mehr als 20 Jahren gibt es in der Bundesrepublik Deutschland im verstärktem Maße Bemühungen, eine zukunftsorientierte IT-Infrastruktur im Gesundheitswesen zu schaffen, damit die Karteikarten in den Praxen der Ärztinnen und Ärzte oder die vielen auf Papier geschriebenen Arztbriefe oder Rezepte zur Vorlage in Apotheken der Vergangenheit angehören. Besonders das Schreiben von Arztbriefen ist ohne IT-Unterstützung ein aufwändiger Prozess und damit für die Ärztinnen und Ärzte sehr zeitraubend. Sie können aber nicht einfach entfallen, da sie den weiterbehandelnden Ärztinnen und Ärzten den Stand der Behandlung einer Patientin oder eines Patienten vermitteln. Darüber hinaus dienen sie der Dokumentation und zu Abrechnungszwecken. Bei der Entlassung von Patientinnen oder Patienten aus den Krankenhäusern wird ihnen in der Regel ein vorläufiger Arztbrief im Umschlag ausgehändigt. Eine von der Oberärztin bzw. vom Oberarzt bestätigte endgültige Fassung des Arztbriefes wird per Briefpost an die weiterbehandelnde Stelle gesandt. Diese Vorgehensweise ist im Zeitalter der Digitalisierung nicht mehr zeitgemäß. Es muss allerdings festgestellt werden, dass die Umsetzung der Digitalisierung in den vergangenen zwei Jahrzehnten der Selbstverwaltung, also den Ärztinnen und Ärzten, den Kliniken, den Krankenkassen und den Apothekerinnen und Apothekern überlassen wurde. Es gab in der Vergangenheit zwar einige Pilotprojekte, aber die permanenten Vorbehalte seitens des Datenschutzes wegen der Verwendung sensibler Daten bremsten die Entwicklung.

Die Strategie der Bundesregierung sieht nunmehr einen Zeitraum von zehn Jahren vor, um kurz-, mittel- und langfristige Maßnahmen der Digitalisierung im Gesundheitswesen umzusetzen. Der Bundesgesundheitsminister Professor Dr. Karl Lauterbach nennt dazu in der Broschüre des Bundesministeriums für Gesundheit zur Digitalisierungsstrategie drei wesentliche Sachverhalte. Erstens müssen digital unterstützte Patientenpfade künftig eine Orientierungshilfe für Patientinnen und Patienten werden, um die medizinische und pflegerische Versorgung qualitativ zu verbessern. Besonders in ländlichen Gebieten müssen die Telemedizin und digitalisierte Disease-Management-Programme für die großen Volkskrankheiten zu einem bedeutenden Fortschritt beim Zugang zu einer hochwertigen Versorgung der Patientinnen und Patienten führen. Zweitens muss die Forschung mit Hilfe vorhandener Gesundheits- und Pflegedaten vorangetrieben werden, um eine wesentliche Verbesserung der Versorgung im Gesundheitswesen zu erreichen und dauerhaft zu sichern. Drittens ist es erforderlich, dass die elektronische Patientenakte (ePA) als zentrale vernetzte Anwendung im Versorgungsfall von allen beteiligten Ärztinnen und Ärzten oder anderen Leistungserbringern genutzt werden kann.[1]

Um die digitalen Möglichkeiten im Gesundheitswesen und insbesondere auch in der Pflege in Zukunft im vollen Umfang zu nutzen, muss die Digitalisierungs-

1 Vgl. Bundesministerium für Gesundheit (Hrsg.): GEMEINSAM DIGITAL. 2023. Online: https://www.bundesgesundheitsministerium.de/service/publikationen/details/digitalisierungsstrategie-fuer-das-gesundheitswesen-und-die-pflege [abgerufen am 6.1.2024].

strategie in der deutschen Gesundheitsbranche komplett überdacht werden. Vor allem die Versorgungsprozesse, aber auch die Verwaltungsprozesse im Gesundheitswesen sind mit der digitalen Transformation zielgerichtet zu verändern und neu auszurichten. Dabei sollten zunächst die Patientinnen und Patienten, die künftig hochwertig medizinisch und pflegerisch versorgt werden sollen, im Fokus des digitalen Entwicklungsprozesses stehen. Ebenso ist die Nutzerfreundlichkeit für die Leistungserbringerinnen und Leistungserbringer und die Datensicherheit von immenser Bedeutung, um den in den kommenden Jahren sich vollziehenden digitalen Transformationsprozess im Gesundheitswesen erfolgreich abzusichern.

Die politischen Zielrichtungen zur Sicherung einer erfolgreichen Digitalisierung im deutschen Gesundheitswesen sind sehr komplex. Das hat zur Folge, dass die Anforderungen an die Leistungserbringung im Gesundheitswesen im Allgemeinen und in der Pflege im Besonderen deutlich steigen werden. Außerdem wird die effektive digitale Steuerung der Prozesse im Gesundheitswesen mittels valider Daten auf der Grundlage von Business Intelligenz und Künstlicher Intelligenz immer bedeutungsvoller und wichtiger.

1.2 Die wachsende Bedeutung der Digitalisierung in der Pflege zur Überwindung von Versorgungslücken

Die demografische Entwicklung in Deutschland führt dazu, dass die Menschen immer älter, aber zugleich im höheren Alter kränker und pflegebedürftiger werden. Das erfordert in Zukunft mehr und qualifiziertes Pflegepersonal. Wie andere Wirtschaftszweige auch, ist das Gesundheitssystem vom Fachkräftemangel betroffen und konkurriert um gut ausgebildetes Personal.

Die pflegerische Versorgung der Patientinnen und Patienten ist eine wichtige Säule des deutschen Gesundheitswesens. Die Pflegefachkräfte müssen immer anspruchsvollere Leistungen erbringen. Aufgrund der älter werdenden Bevölkerung in Deutschland ist bereits jetzt abzusehen, dass die Zahl der Pflegebedürftigen insbesondere bis zum Jahr 2035 ansteigen wird. Gegenwärtig entspricht die Anzahl des Pflegefachpersonals in den vollstationären, teilstationären und ambulanten Gesundheitseinrichtungen keinesfalls den Erfordernissen, gemessen an der wachsenden Zahl von Pflegebedürftigen. Auf diese Entwicklung hat die Bundesregierung zwar bereits reagiert, in dem es am 01. Januar 2020 einen großen Umbruch in den Ausbildungen aller Pflegeberufe gab. Das Pflegeberufegesetz vom 17. Juli 2017 (BflBG)[2] – zuletzt geändert am 11. Juli 2021[3] – trat in Kraft und löste das Krankenpflegegesetz (KrPflG) und das Altenpflegegesetz (AltPflG)

2 Bundesministerium der Justitz (2017): Gesetz über die Pflegeberufe (Pflegeberufegesetz – PflBG). Bundesgesetzblatt I 2017, Nr. 49, S. 2581.

3 Bundesministerium für Gesundheit (2021): Gesetz zur Weiterentwicklung der Gesundheitsversorgung (Gesundheitsversorgungsweiterentwicklungsgesetz – GVWG). Bundesgesetzblatt I 2021, Nr. 44, S. 2754.

ab. Im Rahmen der neuen, generalistisch ausgerichteten Pflegeausbildung mit den Berufsbezeichnungen Pflegefachfrau und Pflegefachmann werden Kompetenzen für die selbstständige und prozessorientierte Pflege an Patientinnen und Patienten aller Altersstufen und in allen Versorgungsbereichen vermittelt. Diese generalistische Pflegeausbildung ermöglicht auch einen leichteren Wechsel zwischen einzelnen Pflegebereichen, sichert aber noch nicht, dass eine ausreichende Anzahl an qualifizierten Pflegekräften zur Verfügung steht. Hierzu ist es erforderlich, die Pflege als Berufsstand und damit die Versorgungssicherheit für die Patientinnen und Patienten zu stärken. Neben einer angemessenen Entlohnung für die geleistete Arbeit sollte die Akademisierung nach internationalem Vorbild angestrebt werden. Bereits im Jahr 2012 empfahl der Wissenschaftsrat der Bundesrepublik Deutschland, dass bis zu 20 Prozent der deutschen Pflegekräfte über einen Bachelorabschluss verfügen sollten. Anknüpfend an diese Empfehlungen erneuert der nationale Wissenschaftsrat im Oktober 2023 erneut seine Forderung, für die Gesundheitsfachberufe wissenschaftlich qualifiziertes Personal heranzubilden. Diese Empfehlungen des nationalen Wissenschaftsrats basieren auf einer umfangreichen Studie mit quantitativen und qualitativen Erhebungen. Diese Studie zeigt, dass die Anforderungen an die Gesundheitsberufe, zu denen neben Therapie- und Hebammenberufe vor allem die Pflegeberufe gehören, in kürzester Frist ansteigen werden. Die geplante Verlagerung von Aufgaben aus dem stationären in den ambulanten Bereich erfordert von den Pflegefachkräften mehr fachliche und kommunikative Kompetenz. Der nationale Wissenschaftsrat weist insbesondere auch darauf hin, dass die Technisierung und Digitalisierung im Gesundheitswesen eine Ausbildung in den Gesundheitsberufen auf hohem akademischem Niveau erforderlich machen. Dazu sollten verstärkt primärqualifizierende duale Studiengänge auf- und ausgebaut werden, um hochschulisch qualifizierte Gesundheitsfachpersonen mit Bachelor-, Master- und Promotionsabschluss zu entwickeln.[4]

1.3 Die rechtlichen und wirtschaftlichen Voraussetzungen für die Digitalisierung in der Pflege

Die Digitalisierung in der Pflege soll in Zukunft die pflegerische Arbeit durch den Einsatz entsprechender neuer Technologien und digitaler Gesundheitsanwendungen, digitaler Helfer in der Pflege, mehr Telemedizin und einer digitalen Vernetzung im Gesundheitswesen erleichtern. Die Grundlage bildet das Gesetz vom 3. Juni 2021 zur digitalen Modernisierung von Versorgung und Pflege (Digitale-Versorgung-und-Pflege-Modernisierungs-Gesetz – DVPMG)[5]. Es soll in einem mehrstufigen Zeitplan vom 1. Januar 2022 bis zum 1. Juli 2026

4 Vgl. Voraussetzungen für wissenschaftliche Qualifizierung in den Gesundheitsfachberufen verbessern. 2023. Online: https://www.wissenschaftsrat.de/SharedDocs/Pressemitteilungen/DE/PM_2023/PM_2223.html [abgerufen am 23.11.2023].

5 Bundesministerium für Gesundheit (2021): Digitale Versorgung und Pflege – Modernisierungs-Gesetz (DVPMG). Bundesgesetzblatt I 2021, Nr. 28, S. 1309.

umgesetzt werden. Hinzu kommen die Richtlinien des GKV-Spitzenverbandes vom 8. April 2019 zur Förderung der Digitalisierung in stationären und ambulanten Pflegeeinrichtungen auf der Grundlage des § 8 Absatz 8 SGB XI, die am 26. April 2019 vom Bundesministerium für Gesundheit genehmigt wurden. Die Richtlinien sind am 2. Mai 2019 in Kraft getreten und sollen Investitionen von digitalen Geräten und Ausrüstungen erleichtern und zu einer spürbaren Entlastung der Pflegefachkräfte beitragen. Bei der Digitalisierung in der Pflege sind zum Schutz der Daten der Patientinnen und Patienten die Datenschutz-Grundverordnung (DSGVO) des Europäischen Parlaments und des Rates vom 27. April 2016 zum Schutz natürlicher Personen bei der Verarbeitung personenbezogener Daten, zum freien Datenverkehr und zur Aufhebung der Richtlinie 95/46/EG in Verbindung mit dem Gesetz vom 14. Oktober 2020 zum Schutz elektronischer Patientendaten in der Telematikinfrastruktur (Patientendaten-Schutz-Gesetz – PDSG)[6] zu beachten.

Die flächendeckende Digitalisierung im Gesundheitswesen und insbesondere auch in der Pflege erfordert die rasche Bereitstellung von Investitionsmitteln. Alle Einrichtungen des Gesundheitswesens müssen in die digitale Infrastruktur, in digitale Geräte und in die Ausbildung der Mitarbeiterinnen und Mitarbeiter investieren. Bei kleineren ambulanten medizinischen Einrichtungen und Arztpraxen, die an der Telematikinfrastruktur teilnehmen möchten, sind die Investitionen für die Erstausstattung kalkulierbar und werden 1000 Euro nicht überschreiten. Sie benötigen einen Konnektor, der den Zugang zur Telematikinfrastruktur ermöglicht, ein mobiles Lesegerät und eine kompatible Software. Im Gegensatz dazu erfordert die Digitalisierung im stationären Bereich einen erheblichen Investitionsaufwand. Auf dem Deutschen Krankenhaustag 2023 in Düsseldorf bezifferte der Verband der Krankenhausdirektoren für die Krankenhäuser in den nächsten fünf Jahren Investitionskosten in Höhe von zwei Milliarden Euro jährlich für die Digitalisierung und Modernisierung der Strukturen, die Ärzte und Pflegende entlasten werden und damit mehr Zeit für die Versorgung der Patientinnen und Patienten ermöglichen. Noch ist unklar, wie diese Finanzierung erfolgen soll. Aus Sicht des Präsidenten des Verbandes der Krankenhausdirektoren, Dr. Josef Düllings aus Paderborn, ist für eine gute Gesundheitsversorgung die flächendeckende Digitalisierung des Gesundheitswesens unerlässlich. Er forderte dazu auf dem Deutschen Krankenhaustag 2023 eine Investitionsoffensive aus Bundesmitteln.

6 Bundesministerium für Gesundheit (2020): Gesetz zum Schutz elektronischer Patientendaten in der Telematikinfrastruktur (Patientendaten-Schutz-Gesetz – PDSG). Bundesgesetzblatt I 2020, Nr. 46, S. 2115.

2 Die pflegerische Versorgung von Patientinnen und Patienten als eine wichtige Säule des deutschen Gesundheitssystems

2.1 Versorgungsformen für Pflegebedürftige in Deutschland

In Deutschland sind die Versorgungsformen für Pflegebedürftige sehr vielfältig. Entsprechend der gesundheitlichen Situation und den Wünschen der Pflegebedürftigen sowie den Möglichkeiten von Angehörigen, die Pflege zu übernehmen, kann zwischen verschiedenen Versorgungsformen gewählt werden.

Am häufigsten werden ambulante Pflegeleistungen im häuslichen Umfeld von Betroffenen in Anspruch genommen. Durch altersbedingte Krankheiten und körperliche oder geistige Einschränkungen sind die betreffenden Personen, obwohl sie im Allgemeinen noch selbstständig leben können, auf eine pflegerische Betreuung angewiesen. Viele Betroffene wünschen sich deshalb trotz ihrer Einschränkungen zu Hause wohnen zu bleiben. Die erforderliche Hilfe kann durch professionelle Pflegedienste oder durch Angehörige geleistet werden. Oftmals gibt es auch eine Kombination aus beiden Möglichkeiten. Die Hilfe selbst betrifft die alltäglichen Aufgaben wie Körperpflege, Medikamentengabe, Einkaufen von Lebensmitteln, Bereitstellen von Speisen oder Reinigen der Wohnung. Die ambulante Pflege im häuslichen Umfeld hat den Vorteil, dass die Pflegebedürftigen im vertrauten Umfeld verbleiben können, oftmals eine Unterstützung von den Wohnnachbarn erhalten und die ambulante Pflege selbst individuell gestaltet werden kann.

Eine weitere Versorgungsform für Pflegebedürftige ist die teilstationäre Pflege. Sie regelt, dass Pflegebedürftige täglich in einer Pflegeeinrichtung tagsüber oder nachts aufgenommen werden. In der übrigen Zeit werden die Betroffenen von ihren Angehörigen zu Hause betreut. Die teilstationäre Pflege entlastet stundenweise tagsüber oder nachts die pflegenden Angehörigen. Anspruch auf eine teilstationäre Pflege haben Pflegebedürftige mit den Pflegegraden 2 bis 5. Zu den Leistungen der teilstationären Pflege gehört auch die Beförderung der Pflegebedürftigen von der Wohnung in die Pflegeeinrichtung und zurück. Während das Netz an Tagespflegeeinrichtungen in Deutschland gut ausgebaut ist, gibt es Nachtpflegeeinrichtungen, die vor allem für an Demenz erkrankte Personen von Bedeutung sind, noch nicht in angemessener Anzahl. Die teilstationäre Pflege kann zusätzlich zu ambulanten Pflegesachleistungen und Pflegegeld für pflegende Angehörigen in Anspruch genommen werden.

Um pflegenden Angehörigen für einen bestimmten Zeitraum eine Auszeit von ihren Pflegeaufgaben bei eigener Krankheit oder Erholungsurlaub zu ermöglichen, wurde die Verhinderungspflege eingeführt. Sie wird auch als Ersatzpflege bezeichnet und sieht vor, dass die pflegenden Angehörigen für einen bestimmten Zeitraum durch professionelle Pflegefachkräfte ersetzt werden. Die Verhinderungspflege wird in der

Regel im häuslichen Umfeld erbracht. Die Pflegekasse übernimmt die Kosten für die Verhinderungspflege bis zu sechs Wochen im Kalenderjahr.

Wenn eine häusliche oder teilstationäre Pflege nicht möglich ist, muss eine vollstationäre Pflege in Betracht gezogen werden. Das ist für die Betroffenen nicht immer die schlechteste Lösung. Die vollstationäre Pflege kann ab dem Pflegegrad 2 in Anspruch genommen werden. Bei der Notwendigkeit der Pflege in einem Heim werden die Pflegebedürftigen von professionellen Pflegefach- und Betreuungskräften in allen Lebensbereichen unterstützt. Neben den Pflegeleistungen werden die Gesundheitsversorgung, die Verpflegung und die Unterkunft abgesichert. Außerdem werden die Heimbewohnerinnen und Heimbewohner bei der Alltagsgestaltung unterstützt. Die Pflegeversicherung übernimmt einen Anteil der Kosten für die Pflege und Betreuung. Alle weiteren Kosten müssen die Heimbewohnerinnen und Heimbewohner als Eigenanteil selbst übernehmen. Die Höhe des Eigenanteils ist unabhängig vom Pflegegrad.

Um einen Aufenthalt in einem Pflegeheim zu vermeiden, bieten sich betreute Wohngemeinschaften an. Damit können ältere und pflegebedürftige Menschen in einer Art familiärer Umgebung leben. In den betreuten Wohngemeinschaften hat in der Regel jede Bewohnerin und jeder Bewohner einen eigenen Wohnbereich. Außerdem gibt es gemeinsam genutzte Räumlichkeiten, um den Alltag zu gestalten. Beim betreuten Wohnen unterstützen Pflegekräfte und Angehörige die betreffenden Bewohnerinnen und Bewohner. Eine besondere Form des betreuten Wohnens sind die ambulant betreuten Pflege-Wohngemeinschaften. In ihnen werden Menschen mit einem besonders hohen Pflegebedarf aufgenommen. Die Pflegekasse übernimmt für Pflegebedürftige in Pflege-Wohngemeinschaften, die bestimmte Anforderungen erfüllen, einen Wohngruppenzuschlag.

Für sterbende und für besonders schwerkranke Menschen besteht die Möglichkeit zur Palliativpflege. Das Versorgungskonzept der Palliativpflege soll ein würdevolles Leben im letzten Lebensabschnitt eines Menschen ermöglichen, die Lebensqualität für die Betreffenden absichern und unerträgliche Beschwerden vermeiden. Die Palliativpflege soll außerdem schwer erkrankten Menschen am Ende ihres Lebens und ihren Familien die Ängste vor dem Tod nehmen. Daher enthalten die Ziele der Palliativpflege körperliche, psychische und spirituelle Aspekte. Die Palliativpflege kann sowohl im häuslichen Umfeld oder stationär in einem Hospiz erfolgen.

2.2 Die digitale Zukunft der Pflege für die verschiedenen Versorgungsformen

Die Digitalisierung wird unaufhaltsam die Zukunft der Pflege bestimmen. Eine wichtige wirtschaftliche Voraussetzung für die Digitalisierung in der Pflege ist der allgemeine Digitalisierungsgrad im Gesundheitswesen und die Einführung von notwendigen innovativen Anwendungen in allen Bereichen. Noch fehlen in

Deutschland klare Umsetzungsstrategien über einen langfristigen Auf- und Ausbau von flächendeckenden Digitalisierungsangeboten in den Aufgabenfeldern der Pflege. Durch die steigende Anzahl von Pflegebedürftigen und der immer zunehmende Bedarf an Pflegefachpersonal werden sich die Digitalisierungsprozesse in der Pflege jedoch beschleunigen und den digitalen Transformationsprozess befördern. Das Anwendungsspektrum wird in Zukunft sehr vielfältig sein und digitale Lösungen von einfachen Prozessen in Pflegeeinrichtungen bis zum Einsatz von Pflegerobotik führen. Um bei dieser Entwicklung örtliche Insellösungen, die es teilweise bereits gibt, zu vermeiden, sind technische Standards und Vorgaben für digitale Lösungen in der Pflege erforderlich, die international kompatibel sind.

Die Risiken des bisherigen Digitalisierungsgrades im Gesundheitswesen bestehen vor allem in der fehlenden Interoperabilität der einzelnen technischen Umsetzungen. Gegenwärtig gibt es uneinheitliche, nicht aufeinander abgestimmte technische Standards bei den telemedizinischen Anwendungen. Technische Störungen an den telemedizinischen Geräten behindern den Versorgungsalltag zwischen den verschiedenen Leistungserbringenden im Gesundheitswesen. Im ambulanten Bereich ist die Interoperabilität besonders groß. Die Vielzahl der unterschiedlichen Softwaresysteme schränken die digitale Zusammenarbeit der verschiedenen Leistungsanbieter untereinander stark ein. Es fehlen geeignete Schnittstellen zur Datenübertragung zu den IT-Systemen der Regelversorgung. Die technischen Standards und Vorgaben für digitale Lösungen in der Pflege sollten interdisziplinär unter der Einbeziehung von Pflegefachkräften als künftige Anwender, von Pflegeeinrichtungen und Kliniken als künftige Investoren und Käufer sowie von Softwareentwicklern oder Softwareanbietern von digitalen Lösungen für die Pflege gemeinsam mit Pflegewissenschaftlern und den Standardisierungsorganisationen festgelegt werden.

Für die Gesundheitsbranche ist es bei digitalen Anwendungen wichtig, dass stets die Sicherheit gewährleistet ist und die Daten nicht von Unbefugten eingesehen werden können. Das gilt insbesondere auch im Pflege- und Betreuungsbereich von Patientinnen und Patienten. Die Absendenden und die Empfangenden müssen authentisch bekannt sein. Die Integrität ist ein wichtiges Merkmal der Datensicherheit. Es muss gesichert sein, dass die Daten nicht manipuliert wurden und die Inhalte der Datenverbindlichkeit richtig sind. Um eine gesicherte Datenaufbereitung, Datenübertragung und Datenverarbeitung in der Gesundheitswirtschaft zu ermöglichen, ist eine Verschlüsselung erforderlich. Dazu dienen Zertifikate und Signaturen. Die Zertifikate sind elektronische Bescheinigungen. Die Zertifikate werden laufend nummeriert. Der Beginn und das Ende der Gültigkeit eines Zertifikats sowie der Name des Zertifizierungsdienstanbieters und das Land, in dem er seinen Sitz hat, werden angezeigt.

Der Signaturprüfschlüssel ordnet die übermittelten Daten einer Person zu und damit wird die Identität dieser Person bestätigt. Gleichzeitig werden die Authentizität, die Vertraulichkeit und die Integrität von Daten gegenüber Dritten garantiert. Die Signaturen erhöhen die Sicherheit der übermittelten Daten, indem sie zusätzliche Daten in elektronischer Form enthalten. Die Signaturen dienen zusätzlich zur Authentifizierung der Absenderin oder des Absenders. Bei gerichtlichen Streitigkeiten werden sie nicht angezweifelt.

Erste Fortschritte zur Digitalisierung der Pflege sind in den Gesundheitsunternehmen bei der Einführung einer elektronischen Pflegedokumentation zu verzeichnen. Allerdings wird vielerorts von den Pflegenden geklagt, dass der zeitliche Aufwand für eine digitale Pflegedokumentation sehr hoch ist. Dennoch werden sich langfristig positive Effekte ergeben, die zu einer besseren Pflegequalität und geringerer Fehlerquote sowie zu einer besseren Kommunikation und Information führen.

Ein besonderes Interesse besteht im Pflegebereich an Robotik, um die körperlichen Anstrengungen bei pflegerischen Tätigkeiten zu verringern. Zu unterscheiden sind dabei die Bereiche beim Einsatz von Robotern für den Service- und Transport, zur Reduzierung körperlicher Belastungen der Pflegenden und zur emotionalen Unterstützung der zu pflegenden Personen. Service- und Transportroboter können erforderliche Transporte zur Versorgung der Pflegebedürftigen automatisieren und die Arbeitsbedingungen für die Pflegenden verbessern. Die häufigsten Ursachen von krankheitsbedingten Arbeitsausfällen von Pflegenden sind Erkrankungen des Muskel-Skelett-Systems. Daher ist der Einsatz von Robotern, die die Arbeitsbedingungen ergonomischer gestalten, von besonderer Bedeutung. Zur Reduzierung körperlicher Belastungen von Pflegenden eignen sich besonders Exoskelette. Dies sind am Körper getragene Assistenzsysteme, die die Körperkräfte mechanisch unterstützen und die Belastungen von Muskeln und Skelett in der Pflege reduzieren. Dadurch bleiben die Pflegekräfte gesund und können ihre berufliche Tätigkeit länger ausüben, um den bestehenden Fachkräftemangel in der Pflege zu kompensieren. Die Anzahl der Roboter zur emotionalen Unterstützung der zu pflegenden Personen ist gegenwärtig noch auf die in Japan entwickelten Robotertiere beschränkt. Sie haben den Vorteil, dass sie das Vermögen besitzen, pflegebedürftige Menschen geistig zu beschäftigen und damit zugleich die Pflegefachkräfte von psychischen Tätigkeiten mit den Patientinnen und Patienten entlasten. Damit wird Zeit eingespart, die die Pflegefachkräfte anderweitig nutzen können. Die Roboter zur emotionalen Unterstützung sind stets als pflegeunterstützende Möglichkeit zu betrachten. Sie können und dürfen die zwischenmenschlichen Beziehungen zwischen den Pflegefachkräften und den zu pflegenden Personen nicht vollkommen ersetzen.

Die digitale Zukunft der Pflege in den bereits vorgestellten verschiedenen Versorgungsformen wird aber nur dann effektiv und effizient umgesetzt werden können, wenn die Pflegefachkräfte rechtzeitig auf das neue Zeitalter der digitalen Transformation vorbereitet werden. Dazu müssen den künftigen Anwendern der digitalen Pflegeprozesse in den Pflegeeinrichtungen und Kliniken zunächst die erforderlichen Kompetenzen im Umgang mit den potenziellen Digitalisierungsmaßnahmen vermittelt werden. Da sich die digitalen Anwendungen in der Pflege sehr schnell weiterentwickeln werden und die Pflegefachkräfte jederzeit up to date sein sollten, müssen regelmäßig Fort- und Weiterbildungen für sie organisiert werden. Das stellt für die Pflegeeinrichtungen und Kliniken eine große Herausforderung dar. Dazu sind auch die Ausbildungsziele des Pflegeberufegesetzes vom 17. Juli 2017 den neuen digitalen Anforderungen anzupassen.

2.3 Akzeptanz der Digitalisierung in der Pflege seitens der Pflegefachkräfte und der Pflegebedürftigen

Die digitale Transformation hat seit 2010 nahezu alle Lebensbereiche durchdrungen und vor allem die Arbeitswelt in vielen Bereichen der Wirtschaft verändert. Auch in der Pflege haben digitale Anwendungen, Technologien und Techniken zu ersten Veränderungen der Arbeitsbedingungen geführt. Allerdings gibt es noch keine Übersicht, in welchem Umfang sich die Digitalisierung in der Pflege vollzogen hat. Die Digitalisierung wird sich aber in absehbarer Zeit in allen Pflegebereichen verstärkt durchsetzen, da das Gesetz vom 3. Juni 2021 zur digitalen Modernisierung von Versorgung und Pflege (Digitale-Versorgung-und Pflege-Modernisierungs-Gesetz – DVPMG)[7] die Richtung vorgegeben hat.

Die Akzeptanz der Digitalisierung in der Pflege wird sich entwickeln, wenn durch die digitale Dokumentation eine bessere Kommunikation und Information zwischen den Pflegefachkräften entsteht. Wenn technische Assistenzsysteme und die digitale Dokumentation die Pflegefachkräfte von Aufgaben entlasten und zu Zeitersparnissen führen, werden die Vorteile sehr schnell erkannt und die Einführung sowohl von den Pflegefachkräften als auch von den Pflegebedürftigen unterstützt werden. Allerdings sind bei der Digitalisierung in der Pflege noch viele Anstrengungen erforderlich. Die Patientinnen und Patienten werden die Digitalisierung akzeptieren, wenn sie die digitalen Anwendungen richtig verstehen, wenn sie persönlich aufgeklärt sind und erkennen, dass ihre Daten im Zusammenhang mit ihren medizinischen und pflegerischen Behandlungen sicher sind. Außerdem muss sichergestellt sein, dass die Patientinnen und Patienten bei Bedarf mit den Pflegefachkräften und allen Behandlern persönlich in Kontakt treten und bestehende Fragen und Unklarheiten klären können.

Die vollständige Akzeptanz von digitalen Lösungen im Gesundheitswesen und insbesondere in den Arbeitsfeldern der Pflege wird bei allen Beteiligten am Pflegeprozess, den betroffenen Patientinnen und Patienten und der Bevölkerung des Landes noch längere Zeit dauern. Dennoch lohnen sich die Anstrengungen, um der Digitalisierung im Gesundheitswesen zum vollen Durchbruch zu verhelfen. Alle Verantwortlichen müssen aber begreifen, dass sich der bestehende Mangel an Pflegefachkräften mit der Digitalisierung allein nicht lösen lässt.

7 Bundesministerium für Gesundheit (2021): Digitale Versorgung und Pflege – Modernisierungs-Gesetz (DVPMG). Bundesgesetzblatt I 2021, Nr. 28, S. 1309.

3 Nutzen der elektronischen Patientenakte und des E-Rezeptes in der Pflege

3.1 Pflegedokumentation in der elektronischen Patientenakte der Patientinnen und Patienten

Das Gesetz vom 14. Oktober 2020 zum Schutz elektronischer Patientendaten in der Telematikinfrastruktur (Patientendaten-Schutz-Gesetz – PDSG)[8] hat den Weg für die elektronische Patientenakte (ePA) und das elektronische Rezept (E-Rezept) frei gemacht. Mit der elektronischen Patientenakte ist die digitale Interaktion zwischen den Akteurinnen und Akteuren im Gesundheitswesen untereinander und mit den Patientinnen und Patienten umfassend möglich. Alle Versicherten haben einen Rechtsanspruch, von ihrer Krankenkasse eine elektronische Patientenakte zu erhalten. Die Arztpraxen und Krankenhäuser können alle bereits vorhandenen digitalen Daten über die Anwendungen und Dokumentationen in die elektronische Patientenakte laden. Das betrifft die vorhandenen Notfalldaten, Medikationspläne, Röntgenaufnahmen, Vorsorgeuntersuchungen, Impfungen oder Arztbriefe. Auch der Mutterpass, das Untersuchungsheft für Kinder und das Zahn-Bonusheft können freiwillig hinterlegt werden. Die Patientinnen und Patienten können bestimmen, welche Daten in der elektronische Patientenakte gespeichert werden sollen. Gesetzlich Versicherte haben ab dem 1. Juli 2024 die Möglichkeit, pseudonymisierte und verschlüsselte Gesundheitsdaten aus ihrer elektronischen Patientenakte freiwillig dem Forschungsdatenzentrum Gesundheit zur Verfügung zu stellen. Künftig ist vorgesehen, dass die Daten aus den verschiedenen Behandlungssituationen oder der Nutzung von digitalen Gesundheits- und Pflegeanwendungen automatisiert in die elektronische Patientenakte übertragen werden. In die elektronischen Patientenakte können die Versicherten zur Verbesserung der medizinischen und pflegerischen Behandlungsqualität auch eigene Daten zu Vitalwerten eintragen.

Die Patientinnen und Patienten haben die Möglichkeit, alle hinterlegten Daten und Informationen jederzeit zu prüfen und bei Bedarf wieder zu löschen. Weiterhin ist es den Patientinnen und Patienten möglich, die Zugriffsberechtigungen auf ihre elektronische Patientenakte zu vergeben und auch zu widerrufen. So können sie festlegen, dass die Ärztinnen und Ärzte in die elektronische Patientenakte nur hineinschreiben, aber nicht lesen können, was bereits gespeichert ist. Die Patientinnen und Patienten sollen auch bestimmen können, wer auf jedes einzelne gespeicherte Dokument in der elektronische Patientenakte zugreifen darf. Um die entsprechenden Festlegungen zu treffen, können die Patientinnen und Patienten dazu in der Regel ein Smartphone oder ein Tablet nutzen. Das Betriebssystem des Smartphones oder Tablets muss mit der App der betreffenden Krankenkasse kompatibel sein.

8 Bundesministerium für Gesundheit (2020): Gesetz zum Schutz elektronischer Patientendaten in der Telematikinfrastruktur (Patientendaten-Schutz-Gesetz – PDSG). Bundesgesetzblatt I 2020, Nr. 46, S. 2115.

Außerdem ist eine sicher zugestellte, gültige und mit Near Field Communication Funktion (NFC) ausgestatte elektronische Gesundheitskarte (NFC-eGK) und die dazugehörige PIN erforderlich. Die persönliche Einsichtnahme in die elektronische Patientenakte kann mit einer PIN und der persönlichen NFC-fähigen Gesundheitskarte oder mit einer Zwei-Faktor-Authentisierung mit besonderem Passwort erfolgen. Bei der Zwei-Faktor-Authentisierung ist die elektronische Patientenakte mit dem Smartphone oder Tablet gekoppelt. Die Gerätebindung ist somit ein besonderer Sicherheitsfaktor für die persönlichen Zugangsdaten. Versicherte ohne Smartphone oder Tablet können die elektronische Patientenakte mit eingeschränkten Funktionen auf einem Desktop-PC oder einem Laptop verwalten. Die Daten der elektronischen Patientenakte werden auf Zentralservern in Deutschland gespeichert, verschlüsselt und unter Einhaltung der europäischen Datenschutzbestimmungen hoch abgesichert.

Nach dem Willen des Bundesgesundheitsministers, Professor Dr. Karl Lauterbach, soll es ab Ende 2024 für alle gesetzlich Versicherten eine elektronische Patientenakte geben. Wer nicht ausdrücklich widerspricht, erhält diese im Opt-out-Verfahren automatisch von seiner Krankenkasse. Wer die elektronische Patientenakte nicht nutzen will, muss der Nutzung widersprechen. Es besteht das Ziel, dass bis Ende des Jahres 2025 80 Prozent der gesetzlich Versicherten eine elektronische Patientenakte besitzen.

Für den Pflegebereich stehen zukünftig digitale Dokumente zur Verfügung, die in die elektronische Patientenakte der zu pflegenden Patientinnen und Patienten überführt werden können. Da der Behandlungsverlauf in der täglichen Pflege erst durch eine detailgetreue Pflegedokumentation sichtbar wird, ist sie eines der wichtigsten Arbeitsmittel der Pflege. In die Pflegedokumentation werden alle pflegerischen Maßnahmen und deren Wirkung, die Medikamentengabe, der Gesundheitszustand der zu pflegenden Patientinnen und Patienten oder die Planung zum weiteren pflegerischen Vorgehen aufgenommen. Eine Pflegedokumentation für die elektronische Patientenakte sollte sich in drei Hauptbereiche gliedern. Im ersten Teil sind die persönlichen Daten der Patientinnen und Patienten, die Pflegeaufklärung, die Pflegeanamnese sowie die ärztlichen Anordnungen mit den Therapiemaßnahmen und dem Medikamentenplan erfasst. Der zweite Teil der Pflegedokumentation enthält die Pflegediagnose, die Pflegeplanung, den Nachweis der Pflegedurchführung und den Pflegebericht mit der Pflegeauswertung. In einem dritten Teil der Pflegedokumentation ist der Verlauf der Pflege mit Schmerzerfassung, Wunddokumentation, Fieberkurve, Diätkost, Trinkprototoll und subjektives Befinden der Patientinnen und Patienten protokolliert. Auch für die digitale Pflegedokumentation, die unmittelbar beim Pflegebedürftigen mittels Tablets durchgeführt wird, ist ein erheblicher Zeitaufwand erforderlich, da die Dokumentation eine wichtige Kontrollfunktion darstellt. Es ist alles zu dokumentieren, was tatsächlich gemacht wurde. Damit kann zugleich die Pflegequalität nachgewiesen werden. Ein intelligentes Assistenzsystem sollte alle Einträge auf Plausibilität prüfen, damit keine digitalen Fehler bei der

Eingabe gemacht werden. Eine digitale Pflegedokumentation ist fälschungssicher und erhöht die Transparenz der erbrachten Pflegeleistungen.

Die künftige langfristige Speicherung der digitalen Pflegedokumente in der elektronischen Patientenakte der zu pflegenden Patientinnen und Patienten hat einen großen Mehrwert für spätere Pflegesituationen. Jede künftige Pflegeeinrichtung kann auf die vorhandene Pflegedokumentation zugreifen und damit die Pflege für die betreffenden Patientinnen und Patienten sofort sach- und fachgerecht in hoher Qualität einleiten und durchführen, unnötige Fehler in der Pflege vermeiden und durch eine professionelle Arbeitsweise die Pflegeziele schneller erreichen.

3.2 Elektronischer Medikationsplan auf der Grundlage der in der elektronischen Patientenakte der Patientinnen und Patienten gespeicherten E-Rezepte

In der elektronischen Patientenakte können die verschiedensten Informationen gespeichert werden. Dazu gehört auch der elektronische Medikationsplan. Die Grundlage dafür ist der bundeseinheitliche Medikationsplan (BMP), der im Jahr 2016 eingeführt wurde. Er enthält alle Angaben zu den Arzneimitteln (Handelsnamen) und deren Wirkstoffen. Außerdem wird für die betreffende Patientin oder den betreffenden Patienten die konkrete Einnahme des jeweiligen Medikaments nach Dosis und Zeitpunkt der Einnahme angegeben. Der elektronische Medikationsplan bietet somit einen strukturierten Überblick, welche Medikamente die Patientinnen und Patienten einnehmen. Außerdem enthält der digital erstellte elektronische Medikationsplan wichtige medikationsrelevante Informationen, um unerwünschte Wechselwirkungen der Medikamente zu verhindern.

Wenn Patientinnen und Patienten regelmäßig verschiedene Medikamente einnehmen, kann es den Pflegenden Probleme bereiten, die Übersicht zu behalten. Der Medikationsplan kann den Pflegenden gute Dienste leisten, damit die verordneten Medikamente von den Patientinnen und Patienten in der richtigen Dosierung und zur richtigen Zeit eingenommen werden. Der Paragraf 31a im SGB V regelt, dass Patientinnen und Patienten Anspruch auf den bundeseinheitlichen Medikationsplan haben, wenn ihnen mindestens drei Medikamente verordnet werden, die für mindestens 28 Tage eingenommen werden müssen.[9] Die behandelnden Ärztinnen und Ärzte haben den Medikationsplan zu erstellen. Dieser Medikationsplan kann in Papierform erstellt werden. Besser ist es aber, den Patientinnen und Patienten einen elektronischen Medikationsplan zur Verfügung zu stellen. Der Medikationsplan in Papierform kann leicht verloren gehen. Ein elektronischer Medikationsplan ist dauerhaft gespeichert und die behandelnden Ärztinnen und Ärzte, Zahnärztinnen und Zahnärzte, Therapeutinnen und Therapeuten, Apothekerinnen und Apotheker

9 SGB V. Recht des öffentlichen Gesundheitswesens. 2022. § 31a. Online: https://www.gesetze-im-internet.de/sgb_5/__31.html [abgerufen am 23.11.2023].

sowie Pflegefachkräfte haben stets einen genauen Überblick über die verordneten Arzneimittel der betreffenden Patientinnen und Patienten. In den elektronischen Medikationsplan können auch rezeptfreie freiverkäufliche Arznei- und Nahrungsergänzungsmittel aufgenommen werden.

Eine wichtige Voraussetzung, dass der elektronische Medikationsplan im vollen Umfang als Informationsinstrument genutzt werden kann, ist die Kompatibilität zwischen den Softwaresystemen der Gesundheitsunternehmen. Sonst ist ein Austausch zwischen den Systemen nicht möglich.

Der elektronische Medikationsplan wird zunächst lokal auf der elektronischen Gesundheitskarte dauerhaft gespeichert und danach in die elektronischen Patientenakte aufgenommen, Damit können die Patientinnen und Patienten den elektronischen Medikationsplan stets bei sich haben. Für Ärztinnen und Ärzte steht er außerdem in der elektronischen Patientenakte zur Verfügung. Das ist insbesondere für Notfälle von besonderer Bedeutung. Bei der Speicherung des elektronischen Medikationsplanes auf der elektronischen Gesundheitskarte ist eine PIN erforderlich, die die Patientinnen und Patienten von ihrer Krankenkasse erhalten. Um den Datenschutz zu gewährleisten, kann der elektronische Medikationsplan nur von medizinischem, pflegendem oder pharmazeutischem Personal eingesehen und gelesen werden, wenn die Besitzenden der elektronischen Gesundheitskarte dazu ausdrücklich zustimmen.

4 Digitale Unterstützung der pflegerischen Versorgung der Bevölkerung in ländlichen Gebieten

4.1 Innovative digitale Konzepte und Programme zur Unterstützung der Pflege von Patientinnen und Patienten in ländlichen Gebieten

Die pflegerische Versorgung in ländlichen Gebieten steht in naher Zukunft vor großen Herausforderungen, da wegen des zunehmenden Mangels an Pflegefachkräften in der Fläche immer mehr Versorgungsengpässe in der Pflege entstehen. Es wird sehr oft von einer drohenden medizinischen und pflegerischen Unterversorgung in ländlichen Regionen berichtet. Bisher gibt es dazu aber keine verlässlichen validen Daten. Ein besonderes Problem ist, dass die durchschnittliche Einwohnerdichte in ländlichen Gebieten einerseits unter 150 Personen pro Quadratkilometer beträgt, andererseits jedoch ein überdurchschnittlich hoher Anteil an älteren, multimorbiden Patientinnen und Patienten zu versorgen ist. Die medizinische und pflegerische Unterversorgung in ländlichen Gebieten steht im direkten Zusammenhang mit dem demografischen Wandel der Gesamtbevölkerung im ländlichen Raum. Aufgrund der Bevölkerungsstruktur wächst der Bedarf an hausärztlicher Betreuung und pflegerischer Versorgung, der durch fehlende Ärzte und Pflegefachkräfte in ländlichen Gebieten in Zukunft nicht mehr abgedeckt werden kann. Eine besondere Rolle bei der medizinischen und pflegerischen Versorgung der Patientinnen und Patienten auf dem Land spielt der ethische Rahmen für die Allokation im Gesundheitswesen. Die Allokation von Gesundheitsdienstleistungen kann nur interdisziplinär zwischen allen Beteiligten als fachliche, rechtliche und ethische Entscheidung entsprechend den vorhandenen Prioritäten fair geregelt werden. Die medizinische und pflegerische Versorgungslage in den ländlichen Gebieten wird sich aber auch unter Allokationsgesichtspunkten zunehmend negativ entwickeln und zunehmend zu einer Unterversorgung durch die Immobilität der älteren Menschen führen.

Mangels professionell Pflegenden in den ländlichen Gebieten werden von der Politik und der Gesellschaft große Hoffnungen in technische Assistenzsysteme für die medizinische und pflegerische Betreuung von Patientinnen und Patienten und in die Digitalisierung gesetzt. Es besteht die große Hoffnung, dass die anstehenden Probleme in den ländlichen Gebieten durch digitale innovative Programme und Konzepte in den kommenden Jahren gelöst werden können. Besonders die älteren Menschen, die nicht mit den neuen elektronischen Medien aufgewachsen sind, müssen bei der Nutzung von digitalen Medien und digitaler Technik besonders betreut werden. Sonst könnte es zu einer mangelnden Akzeptanz und einem fehlenden Vertrauen in die digitale Technik sowie zu negativen gesundheitlichen Konsequenzen bei den betreffenden Patientinnen und Patienten führen.

Die noch vorhandenen personellen und infrastrukturellen Ressourcen für die Versorgung der Patientinnen und Patienten in ländlichen Gebieten reichen in Zukunft für analoge Lösungen im medizinischen und pflegerischen Bereich nicht mehr aus. Daher müssen digitale Lösungen angeboten werden. Die Optionen des „Zu-Hause-Alterns" werden durch die Digitalisierung gegeben sein. Der digitale Kontakt der Patientinnen und Patienten zu den behandelnden Ärztinnen und Ärzten sowie Pflegefachkräften wird auf dem Lande in Zukunft verstärkt zunehmen. Neben den Online-Videosprechstunden von Ärztinnen und Ärzten gewinnen Online-Videokonferenzsysteme mit Unterstützung von Versorgungsassistentinnen oder Versorgungsassistenten an Bedeutung. Nicht immer müssen hochqualifizierte Ärztinnen und Ärzte die Patientinnen und Patienten bei der Bewältigung ihrer gesundheitlichen Probleme unterstützen. Als Alternative können medizinische Versorgungsassistentinnen und Versorgungsassistenten (mVA) mit ihrer Arbeit die Tätigkeit der Ärztinnen und Ärzte, die auch weiterhin die medizinischen Entscheidungen treffen, entlasten. Besonders für Patientinnen und Patienten, die in ländlichen Regionen wohnen, kann damit eine bessere und umfangreichere Bereitstellung an medizinischen und pflegerischen Hilfen und Informationen gesichert werden. Außerdem können bei einer effizienten Arbeitsweise mit Online-Videosprechstunden Kosten eingespart werden. Die Verbindung von ärztlichem Können und ärztlicher Therapiefreiheit sowie der Unterstützung durch die Versorgungsassistentinnen und -assistenten ermöglicht eine bessere Kontrolle des Gesundheitszustandes der betreuten Personen und größere Klarheit zum persönlichen Verhalten seitens der Patientinnen und Patienten. Die Versorgungsassistentinnen und Versorgungsassistenten entlasten die Ärztinnen und Ärzte und unterstützen die Angehörigen in der häuslichen Pflege sowie bei der Strukturierung von medizinischen Behandlungsprogrammen. Bei Bedarf vermitteln sie soziale Hilfsdienste. Damit die Patientinnen und Patienten sicher mit den erforderlichen digitalen Systemen umgehen können, installieren die Versorgungsassistentinnen und Versorgungsassistenten die digitale Technik in der Häuslichkeit und unterziehen die Technik einem Funktionstest. Außerdem weisen sie die Patientinnen und Patienten sowie ihre pflegenden Angehörigen in die Funktionen der digitalen Technik ein. Sollten Versorgungsassistentinnen oder Versorgungsassistenten bei ihren Hausbesuchen medizinische Hilfe brauchen, können sie problemlos eine Online-Videoverbindung zu ihrer Ärztin oder ihrem Arzt dazu schalten. Als Versorgungsassistentinnen oder Versorgungsassistenten arbeiten vorwiegend Pflegefachkräfte mit einem dreijährigen Bachelorabschluss of Science als Physician Assistance (B.Sc.) und mehrjähriger Berufspraxis im erlernten Pflegeberuf. Eine wohnortnahe Gesundheitsversorgung kann in ländlichen Gebieten durch Online-Videosprechstunden und telemedizinischen Anwendungen, die von Versorgungsassistentinnen oder Versorgungsassistenten unterstützt werden, erhalten werden.

Mit dem digitalen Netzausbau in ländlichen Gebieten wird es in Zukunft technisch möglich sein, Vitalparameter der Patientinnen und Patienten im häuslichen Umfeld telemetrisch zu erheben. Damit können vorhandene Risikofaktoren der Patientinnen und Patienten besser erfasst und behoben werden. Komplikationen werden vermieden und der Schweregrad einer Erkrankung reduziert. Falls sich der Gesundheitszustand einer Patientin oder eines Patienten verschlechtert, erhält das zuständige medizinische Kompetenzzentrum die digital erhobenen Daten und meldet die Gefahr. Ein rasches Eingreifen verhindert in der Regel die Verschlechterung des Gesundheitszustandes, einen Transport ins Krankenhaus und eine teurere stationäre Behandlung.

Die digitale Übertragung von Daten und Bildern über Erkrankungen macht es künftig möglich, auch die erkrankten Personen in strukturschwachen Gebieten medizinisch qualitativ hochwertig zu behandeln. Damit trägt die Digitalisierung im Gesundheitswesen zunehmend dazu bei, dass in kritischen gesundheitlichen Situationen von Patientinnen und Patienten in ländlichen Regionen nationale oder internationale Spitzenmedizinerinnen und Spitzenmediziner als Konsiliarärztinnen und Konsularärzte hinzugezogen werden können. Es ist für schwerkranke Menschen von großem Vorteil, wenn medizinisches Wissen über große räumliche und zeitliche Distanzen weltweit und 24 Stunden am Tag digital ausgetauscht werden kann. Dies ist für das medizinische und pflegende Personal sowie für die Patientinnen und Patienten gleichermaßen von Bedeutung.

Die grundlegende Voraussetzungen für alle telemedizinischen Anwendungen, für Online-Videosprechstunden von Ärztinnen und Ärzten sowie Online-Videokonferenzsysteme mit Unterstützung von Versorgungsassistentinnen oder Versorgungsassistenten für Patientinnen und Patienten in ländlichen Gebieten ist ein flächendeckendes leistungsfähiges Breitbandnetz für die Datenübertragung. Eine solche flächendeckende Versorgung ist in ländlichen Gebieten bisher nicht überall vorhanden. Auch die Haushalte sind nicht immer mit den entsprechenden Anschlüssen und leistungsfähigen digitalen Endgeräten ausgestattet. Oftmals treten technische Störungen ein. Soweit ländliche Gebiete digital noch nicht erschlossen sind, muss der direkte Kontakt zwischen den Patientinnen und Patienten weiterhin telefonisch oder per Fax hergestellt werden.

Die digitalen Konzepte und Programme zur Unterstützung der ärztlichen Versorgung und der Pflege von Patientinnen und Patienten in ländlichen Gebieten ermöglichen einen bedeutsamen Fortschritt im Gesundheitswesen. Sie kompensieren die teilweise fehlenden Personalressourcen und verbessern die medizinische und pflegerische Versorgungsqualität in den ländlichen Regionen. Allerdings sind die telemedizinischen Anwendungen nicht mit Kosteneinsparungen im Gesundheitswesen verbunden, da zusätzliche Kosten für den Ausbau der digitalen Technik und die Anschaffungs- und Betriebskosten von digitalen Geräten entstehen.

4.2 Telematikinfrastruktur als Grundlage zur pflegerischen Versorgung in ländlichen Gebieten

Für alle digitalen Anwendungen im medizinischen und pflegerischen Bereich bedarf es einer digitalen Infrastruktur. Diese digitale Infrastruktur gestaltet sich in Form eines Zwiebelmodells und sichert die Vernetzung der verschiedenen IT-Systeme im Gesundheitswesen ab. Damit können die Informationen aus unterschiedlichen Quellen miteinander verbunden werden.

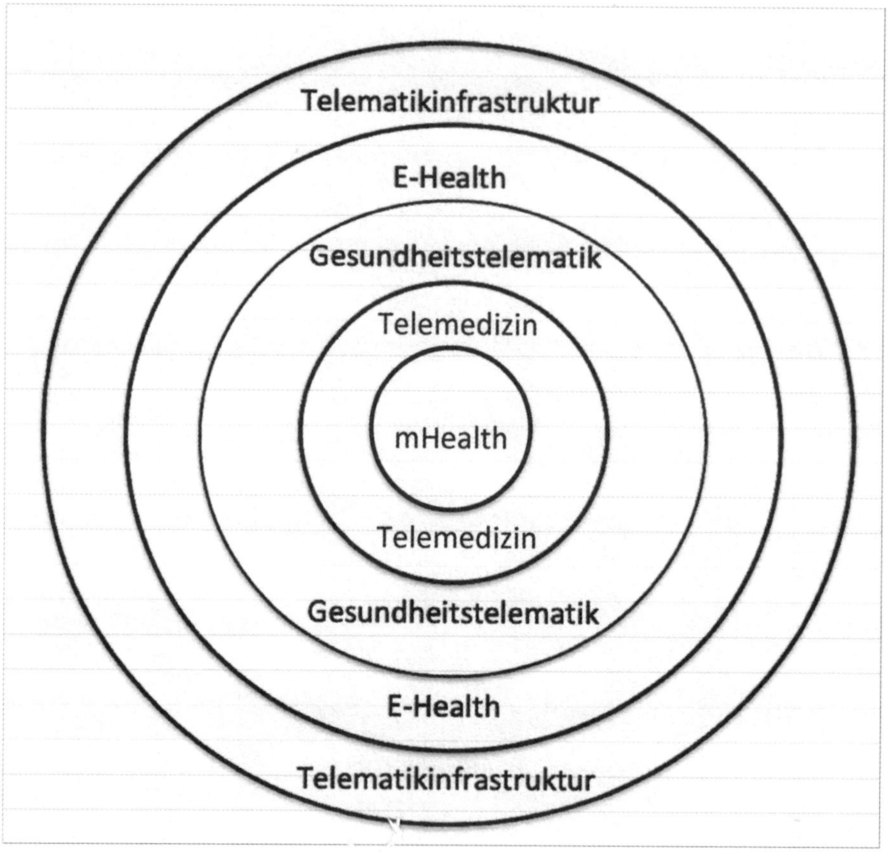

Abb. 1: Zwiebelmodell der Telematikinfrastruktur

Quelle: Schirmer: Chancen und Grenzen der Digitalisierung im Gesundheitswesen zur nachhaltigen Förderung der Bevölkerungsgesundheit in Deutschland. In: Kümpel u. a. (Hrsg.): Controlling & Innovation 2022. Gesundheitswesen. 2022, S. 292 ff.

Die Telematikinfrastruktur wird oft als Datenautobahn des Gesundheitswesens bezeichnet, da sie die Akteurinnen und Akteure im Gesundheitswesen miteinander verbindet.

Mit dem Gesetz für sichere digitale Kommunikation und Anwendungen im Gesundheitswesen (E-Health-Gesetz) vom 21. Dezember 2015[10] wurde ein konkreter Plan für den weiteren Ausbau der Telematikinfrastruktur geschaffen. Das oberste Ziel des E-Health-Gesetzes ist, die Digitalisierung für die Gesundheitsversorgung umfassend zu nutzen. Alle Leistungserbringerinnen und -erbringer im Gesundheitswesen sowie alle Versicherten haben danach die Vorgaben für

10 Bundesministerium für Gesundheit (2015): Gesetz für sichere digitale Kommunikation und Anwendungen im Gesundheitswesen sowie zur Änderung weiterer Gesetze. Bundesgesetzblatt I 2015, Nr. 54, S. 2408.

Pflichtanwendungen und freiwillige Anwendungen strikt einzuhalten. Über die Nutzung der freiwilligen Anwendungen haben allein die Versicherten zu entscheiden.

Die Praxis zeigt, dass es gegenwärtig im Gesundheitswesen noch beachtliche Risiken durch die Interoperabilität der vorhandenen technischen Umsetzungen gibt und der Ausbau der Telematikinfrastruktur zwingend erforderlich ist. Mit dem Gesetz vom 3. Juni 2021 zur digitalen Modernisierung von Versorgung und Pflege (Digitale-Versorgung-und-Pflege-Modernisierungs-Gesetz – DVPMG)[11] wurden die Grundlagen für eine bessere Patientenversorgung geschaffen. Die Ziele des Gesetzes sind die bessere Nutzung von digitalen Anwendungen auch in der Pflege, der Ausbau der Telemedizin und eine moderne Vernetzung im Gesundheitswesen. Die noch vorhandenen uneinheitlichen, nicht aufeinander abgestimmten technischen Standards der telemedizinischen Anwendungen und technische Störungen an telemedizinischen Geräten müssen überwunden werden. Besonders im ambulanten Bereich ist die Interoperabilität groß. Es existieren über 100 verschiedene Praxis-Verwaltungssysteme. Die Gesundheitsämter in Deutschland können sich bisher digital nicht flächendeckend verbinden. In den Krankenhäusern erfordert eine moderne Medizin und Pflege eine leistungsfähige Telematikinfrastruktur.

Das Gesetz zur digitalen Modernisierung von Versorgung und Pflege sieht vor, dass pflegebedürftige Patientinnen und Patienten digitale Pflegeanwendungen (DiPAs) auf mobilen Endgeräten wie Smartphone und Tablet oder als browserbasierte Webanwendung eigenständig nutzen, um den eigenen Gesundheitszustand durch Übungen zu stabilisieren oder zu verbessern. Das betrifft beispielsweise die Sturzrisikoprävention oder das Gedächtnistraining. Das Gesetz hat Rahmenbedingungen für die Verbesserung der Kommunikation zwischen Pflegebedürftigen, Angehörigen der Pflegbedürftigen und den Pflegefachkräften geschaffen. Die Pflegeberatung wird mit dem Gesetz zur digitalen Modernisierung von Versorgung und Pflege um digitale Elemente erweitert. Die Erstattung der Aufwendungen wird mit dem Gesetz ebenfalls geregelt.

Mit dem Gesetz zur digitalen Modernisierung von Versorgung und Pflege wird die Telemedizin ausgebaut und attraktiver. Sie bekommt ein Update. Die Telematikinfrastruktur soll damit sicherer, wirtschaftlicher, skalierbarer und an die unterschiedlichen Bedürfnisse der Nutzer angepasster werden. Der Zugang zur Telematikinfrastruktur wird als Zukunftskonnektor oder Zukunftskonnektordienst weiterentwickelt.

11 Bundesministerium für Gesundheit (2021): Digitale Versorgung und Pflege – Modernisierungs-Gesetz (DVPMG). Bundesgesetzblatt I 2021, Nr. 28, S. 1309.

5 Mobile Health (mHealth) als innovativer Ansatz in der Pflege

5.1 Nutzung von Applikationen zur pflegerischen Nachsorge von Patientinnen und Patienten

Die mHealth-basierten Applikationen bieten den Nutzerinnen und Nutzern verschiedenste Funktionen und Einsatzfelder. Bei den mobilen Apps muss unterschieden werden zwischen mobilen medizinischen Apps als Medizinprodukte und mobilen Apps zur Überwachung der eigenen Gesundheit und Fitness. Mobile medizinische Apps als Medizinprodukt bedürfen einer Kontrolle und Zertifizierung. Besonders Pflegebedürftige und Menschen mit Einschränkungen in der Mobilität können durch die Nutzung von mHealth-Apps ihren eigenen Lebensstil verändern und die medizinische Behandlung bei chronischen Erkrankungen aktiv unterstützen. Den Alltag mit seinen individuellen Gesundheitsproblemen können pflegebedürftige Patientinnen und Patienten besser und selbstständiger gestalten. Die mHealth-Apps besitzen das Potenzial, Prozesse in der Pflege zu revolutionieren. Sie werden immer mehr an Bedeutung gewinnen.

Von entscheidender Bedeutung ist in diesem Zusammenhang, dass die von den mobilen Apps erfassten Daten sicher verarbeitet werden, um daraus Schlussfolgerungen für den Gesundheitszustand der betreffenden Patientinnen und Patienten abzuleiten. Außerdem ist es notwendig, dass zukünftig die unterschiedlichsten Apps und Systeme untereinander kommunizieren können. Dafür müssen Schnittstellen genutzt werden. Apple und Google haben mit ihren Frameworks hierzu bereits die Voraussetzungen geschaffen. Aber dennoch gibt es erhebliche Probleme, die medizinischen und pflegerischen Daten zwischen den Ärztinnen und Ärzten, den Pflegenden einerseits und den Hardware- und Softwareproduzenten andererseits auszutauschen, da der Datenschutz ein großes Hindernis darstellt. Hinzu kommt, dass die noch nicht vorhandene Interoperabilität der unterschiedlichsten Systeme im Gesundheitswesen die Kommunikation von Patientinnen und Patienten, von Ärztinnen und Ärzten sowie Pflegenden zurzeit noch erschwert. Das wird sich erst grundlegend ändern, wenn die Festlegungen des Gesetzes zur digitalen Modernisierung von Versorgung und Pflege vollkommen realisiert sind.

Neben den mobilen medizinischen Apps werden in Deutschland mHealth-Apps für Gesundheits-, Gewichts- oder Ernährungsthemen sowie zur Prävention, wie Sport und Bewegung angeboten und bereits zahlreich genutzt. Diese Apps dienen vorwiegend als Messgerät, um die Körper- und Bewegungsdaten zu erfassen. Die Vielfalt der angebotenen mHealth-Apps mit einem gesundheitlichen Bezug nimmt permanent zu. Nach Angaben der Weltgesundheitsorganisation gibt es mehr als 111.440 Gesundheits- und Fitness-Apps für Prävention und für das Selbstmanagement. Vergleichsweise beträgt die Anzahl der medizinischen Apps für Diagnose, Therapie und im Krankheits- oder Pflegefallfall nur 50.930.[12] Die mHealth-Apps zur Prävention und zum gesundheitlichen Selbstmanagement werden in Deutschland nicht von den gesetzlichen oder privaten Krankenversicherungen finanziert. Dennoch besitzen sie ein enormes Potenzial für das allgemeine Gesundheitsverhalten der Menschen. Vor allem in den sozialen Netzwerken wird für die verschiedensten Fitnessprogramme, für ein vitales Leben und für eine gesunde Ernährung mit Unterstützung durch mHealth-Apps geworben. Die Bevölkerung wird im zunehmenden Maße aufgeschlossener gegenüber mHealth-Apps, um ihre eigene Gesundheit zu verbessern und ihre Lebensqualität zu erhöhen.

5.2 Zunehmende Bedeutung von Wearables für die Überwachung der Vitalparameter von zu pflegenden Patientinnen und Patienten

Die Beliebtheit von Wearables nimmt bei vielen gesunden Menschen immer mehr zu. Viele Menschen besitzen inzwischen Smartwatches, Fitnessarmbänder oder andere am Körper tragbare Computertechnologien, um im Alltag und bei sportlicher Aktivität ihre Körperfunktionen zu überwachen. Da Wearables die Blutdruck- und Pulsmessung, die Herzfrequenzmessung, die Messung des Blutzuckerspiegels, die bewegungsbezogene Schlafanalyse, die Hauttemperatur oder die Schweißdrüsenaktivität messen können, eigenen sie sich sehr gut für die Überwachung der Vitalparameter von zu pflegenden Patientinnen und Patienten. Wearables werden bisher in der Regel am Handgelenk getragen. Zukünftig werden smarte Kleidung und Schuhe, Datenbrillen, Eyewear als Kopfhörer oder smarte Kontaktlinsen zur Verfügung stehen.

Die Vitalparametererfassung mit Hilfe von Wearables gewinnt für die Medizin und für die Pflege von Patientinnen und Patienten im häuslichen Bereich zunehmend an Bedeutung. Der Blutdruck, der Puls, die Blutsauerstoffsättigung, die Atemfrequenz oder die Temperatur eines Menschen kann inzwischen dank medizinischer Wearables zuverlässig und hochwertig gemessen werden. Das Tragen von Smartwatches oder Fitnessarmbändern mit integriertem Herzfrequenzmessgerät ermöglicht bereits heute komplexe Herzfrequenzmessungen vorzunehmen, die mit Hilfe von Machine Learning-Verfahren analysiert werden. Großes Interesse besteht daher vor allem an Fitness-Trackern, die durch präzise arbeitende Sensoren gezielt zur gesundheitlichen Kontrolle genutzt werden können. Die neue Wearable-Technologie im Gesundheitswesen auf der Grundlage von modernen Sensortechnologien und planvollen Analysemethoden wird in Zukunft in immer stärkerem Maße zur Diagnose und Therapie von Volkskrank-

12 Schirmer: Chancen und Grenzen der Digitalisierung im Gesundheitswesen zur nachhaltigen Förderung der Bevölkerungsgesundheit in Deutschland. In: Kümpel u. a (Hrsg.): Controlling & Innovation 2022. Gesundheitswesen. 2022, S. 306.

heiten genutzt werden. Im Pflegebereich wird es mit Hilfe von Wearables möglich, den Gesundheitszustand der pflegebedürftigen Menschen permanent zu überwachen, ohne das medizinische Personal besonders zu belasten.

Da die medizinischen Wearables die gemessenen Daten in der Regel über Bluetooth-Schnittstellen zur Speicherung und weiteren Auswertung an Apps in Smartphones oder Tablets weitergeben, sollten die Sicherheitsvorkehrungen gegen einen Datenmissbrauch sehr hoch sein. Die medizinischen Wearable-Geräte müssen in der Informationskette des Gesundheitswesens die erforderliche Integrität und das geforderte hohe Maß an Datensicherheit gewährleisten. Dazu stehen Wireless-Mikrocontroller zur Verfügung, mit denen ein medizinisches Wearable-Gerät die erfassten Gesundheitsdaten der Patientinnen oder Patienten sicher an mobile Geräte, lokale Netzwerke und sogar an die Cloud digital übermitteln kann.

Im Alltag der Menschen werden die Wearables von den Nutzerinnen und Nutzern zur Selbstvermessung, zur Selbstüberwachung und zur Selbstoptimierung verwendet. Das Ziel ist, ein besseres oder gesünderes Leben zu führen. Die alltagstauglichen Wearables sind in der Lage, als Stoppuhr, Timer oder Wecker zu dienen. Sie ermöglichen, den Kalorienverbrauch und die Schrittzählung bei den unterschiedlichen Sportarten automatisch zu registrieren. Die Wearables sind aufgrund von hohen Rechenleistungen in der Lage, den Gesundheitszustand ihrer Nutzerinnen und Nutzer zu überwachen, den sportlichen Fortschritt zu analysieren und die Verwaltung von Trainingsplänen zu übernehmen. Die Nutzerinnen und Nutzer können mit den Wearables telefonieren, SMS und E-Mails senden und empfangen, WhatsApp-Dienste nutzen, Social-Media-Benachrichtigungen erhalten oder Kalendertermine verwalten. Die genaue Uhrzeit wird angezeigt. Auch die im Alltag verwendeten Wearables, die die gemessenen Daten in der Regel ebenfalls über Bluetooth-Schnittstellen zur Speicherung an Apps in Smartphones oder Tablets weitergeben, müssen umfassend vor Datenmissbrauch geschützt werden. Bei unzureichender Sicherung der Geräteverbindung besteht die Gefahr, dass Dritte mühelos auf sensible Nutzerdaten zugreifen können und die Nutzerinnen und Nutzer über das Wearables identifizierbar sind.

5.3 Nutzen und Risiken bei der Anwendung frei verfügbarer digitaler Gesundheits-Apps zur Verbesserung der individuellen Pflegesituation

Die frei verfügbaren digitalen Gesundheits-Apps, die zur gesundheitlichen Prävention, zum Selbstmanagement bei Erkrankungen oder zur Pflegunterstützung genutzt werden, besitzen wie alle digitalen Anwendungen potenzielle Risiken. Das Ziel in der Entwicklung und im Einsatz von mobilen Gesundheits-Apps muss jedoch immer sein, mögliche Risiken oder Gefahrenquellen von vornherein zu minimieren oder vollständig auszuschalten. Daher sind die professionellen Entwicklerinnen und

Entwickler von mobilen Health-Apps, die auf dem deutschen und europäischen Markt ihre Produkte vertreiben, verpflichtet, die strengen Anforderungen des deutschen Medizinproduktegesetzes und die Vorgaben der Europäischen Union zu Medizinprodukten zu erfüllen. Alle rechtlichen Vorgaben auf dem Gebiet der Digitalisierung sind beim in Verkehr bringen von digitalen Gesundheits-Apps einzuhalten. Bereits bei der Softwareplanung von mobilen Health-Apps müssen die Entwicklerinnen und Entwickler die möglichen und erkennbaren Risikofaktoren berücksichtigen, um mögliche Gefahren beim späteren Einsatz durch die Anwenderinnen und Anwender zu vermeiden. Die allgemeinen Qualitätskriterien für eine Softwareentwicklung wie Funktionalität, Evidenz, Effizienz oder praktische Anwendung sind zu beachten. Trotz ordnungs- und sachgemäßer Entwicklungsarbeit besteht die Möglichkeit, dass bei einzelnen digitalen Gesundheits-Apps ein nicht erkanntes Restrisiko besteht. Daher ist es wichtig, dass die Käuferinnen und Käufer von entsprechenden Apps in den App Stores oder auf unterstützenden Webseiten eine aussagefähige Produktinformation erhalten. In diesen Produktinformationen muss auf mögliche Schäden bei unsachgemäßer Bedienung oder auf andere Gefahren und Risiken hingewiesen werden.

Über potenzielle Gefährdungen gibt es zwar verschiedene Gründe, jedoch sind die Verletzungen des Datenschutzes und der Datensicherheit bei kommerziellen mobilen Gesundheits-Apps immer möglich. Bei Entwicklerinnen und Entwicklern von digitalen Gesundheits-Apps, die außerhalb von Deutschland oder der Europäischen Gemeinschaft tätig sind und von internationalen Anbietern vertrieben werden, besteht die Gefahr, dass auf sensible und gesundheitsbezogene Daten der Nutzerinnen und Nutzer zugegriffen wird. Die erfassten sensiblen und gesundheitsbezogenen Daten der Nutzerinnen und Nutzer werden außerhalb von Deutschland und der Europäischen Union gespeichert und verarbeitet. Diese Daten werden dann oft rechtswidrig an Dritte weitergegeben und zu kommerziellen Zwecken weiterverarbeitet. Dieser Prozess befindet sich in rechtlichen Grauzonen. Damit ist der rechtliche Schutz viel geringer oder wird völlig umgangen. Aber auch aus technischen Gesichtspunkten spielt der Datenschutz eine wichtige Rolle bei der sicheren Nutzung von mobilen Gesundheitsanwendungen. In Deutschland besteht ein sehr hoher Schutz für die mobilen Health-Apps, da am 25. Mai 2018 die Datenschutzgrundverordnung vom 27. April 2016 des Europäischen Parlaments und des Rates zum Schutz natürlicher Personen bei der Verarbeitung personenbezogener Daten, zum freien Datenverkehr und zur Aufhebung der Richtlinie 95/46/EG ein umfassendes Datenschutzrecht in Kraft getreten ist.

Weitere mögliche Risiken können durch Fehlfunktionen oder Fehlbedienungen der mobilen Health-Apps bestehen, wenn die Anwenderinnen und Anwender keine einfache, gut verständliche oder selbsterklärende Bedienungsanleitung zur Verfügung haben. Die Fehlfunktionen oder Fehlbedienungen können zu Fehldiagnosen, falschen medizinischen Behandlungen oder zu Pflegefehlern führen. Um den Anwenderbezug von mobilen Gesundheits-Apps zu verbessern, sollten

Qualitätsstandards von der Weltgesundheitsorganisation oder der Europäischen Union festgelegt werden. Die Einhaltung dieser Qualitätsstandards sollte in einem Zertifizierungsverfahren nachgewiesen werden.

Besondere Vorsicht ist erforderlich, wenn kostenlose mobile Health-Apps angeboten werden. Das gilt insbesondere auch für stationäre oder ambulante Pflegedienste mit einer bestimmten Anzahl von Pflegebedürftigen, die mit einer mobile Health-App versorgt werden. In diesen Fällen werden die Daten der Nutzerinnen und Nutzer der vermeintlich kostenlosen mobilen Health-App zum Zahlungsmittel. Kontaktdaten wie E-Mail-Anschriften oder mobile Telefonnummern werden in Datenbänken gespeichert und gewinnbringend vermarktet bzw. gegen Entgelt vermietet. Die verkauften Daten werden zu Werbezwecken für Gesundheitsprodukte und Gesundheitsdienstleistungen eingesetzt, um neue Kundinnen und Kunden für die beworbenen Waren und Leistungen zu gewinnen. Das Geschäftsmodell der Bereitstellung kostenloser mobiler Health-Apps erfordert auch unter den strengeren Datenschutzbestimmungen, dass Erträge erzielt werden. Nur, wenn die Erträge höher sind als der jeweilige Aufwand, kann ein Unternehmen einen Gewinn erzielen und liquide bleiben.

6 Digitalisierung und Künstliche Intelligenz (KI) verändern die Anforderungen an die professionellen Pflegefachkräfte

6.1 Die neuen Aufgabenfelder für professionelle Pflegefachkräfte durch die Digitalisierung und Nutzung von Künstlicher Intelligenz in der Pflege

Die Digitalisierung und die Künstliche Intelligenz werden die Pflege in den nächsten zehn Jahren völlig verändern. Damit ist verbunden, dass neue Aufgabenfelder für die Pflegefachkräfte auch neue Herausforderungen mit sich bringen. Diese Herausforderungen entstehen durch die Digitalisierung in der Pflege. Die digitalen Angebote werden mittelfristig, wenn sie zielstrebig in den Pflegealltag integriert werden, die Pflegefachkräfte entlasten und die Lebensqualität der Pflegebedürftigen erhöhen. Damit die Digitalisierung in der Pflege erfolgreich implementiert werden kann, müssen die Pflegenden in alle Schritte der Digitalisierung partizipativ einbezogen werden. Auch die Pflegebedürftigen sind sukzessiv an die digitalen Angebote der Pflege heranzuführen. Dabei ist zu beachten, dass sowohl die Pflegenden als auch die Pflegebedürftigen unterschiedliche Voraussetzungen hinsichtlich der digitalen Veränderungen haben und unterschiedliche digitale Unterstützung benötigen. Deshalb ist auch die Akzeptanz der einzelnen Schritte der Digitalisierung sowohl bei den Pflegefachkräften als auch bei den zu pflegenden Personen unter Beachtung der Patientensouveränität zu sichern und möglicherweise sind einzelne Schritte der Digitalisierung den Bedürfnissen der

Beteiligten anzupassen. Um die Digitalisierung in der Pflege erfolgreich in die Pflegepraxis einzuführen, ist ein stringentes Umsetzungsmanagement erforderlich. Hierbei tragen die Pflegefachkräfte eine große Verantwortung, damit die Digitalisierung in der Pflege vor allem strategisch gelingt.

Die Digitalisierung in der Pflege ist ein stetiger und andauernder Entwicklungsprozess und wird die Versorgung und Pflegequalität der Pflegebedürftigen bei einer konsequenten Datennutzung der digital erfassten Daten auf Dauer verbessern. Dabei ist die Nutzerfreundlichkeit und die Informationssicherheit zu beachten. Die Digitalisierung in der Pflege verändert die bisherigen analogen Arbeitsprozesse. Daher ist neues Wissen bei der Pflegefachkräften aber auch bei den zu pflegenden Personen erforderlich. Besonders wichtig ist es, dass die Vorteile der Digitalisierung von allen erkannt und eigenverantwortlich genutzt werden. Um die Potenziale der Digitalisierung voll auszuschöpfen, muss auch immer wieder geprüft werden, ob es weitere Verbesserungsmöglichkeiten gibt. Die Digitalisierung in der Pflege ermöglicht eine Gestaltung standardisierter Abläufe und Prozessroutinen. „In Bezug auf die gesundheitliche Versorgung wird die Digitalisierung sehr viel mehr Chancen in sich bergen als Risiken, wenn gleich sich auch eine Vielzahl von ethischen Fragen stellen werden – auch das ist vollkommen klar.“[13] Durch Fehlhandlungen der Pflegefachkräfte oder der Pflegebedürftigen wegen fehlender Kenntnisse oder falschen Umgang mit sensiblen Geräten oder Techniken kann es zu Risiken kommen, die unbedingt verhindert werden müssen. Ein besonderes Risiko stellt der Datenschutz dar. Durch den Missbrauch von gesundheitsbezogenen Daten von Patientinnen und Patienten können hochsensible personenbezogene Daten, die über nicht gesicherte Kanäle des Internets übertragen werden, zu eklatanten Persönlichkeitsverletzungen führen. Es muss gewährleistet werden, dass digitale Anwendungen nicht manipulierbar und die Systeme nicht von außen oder innen durch Unbefugte veränderbar sind. Risiken bestehen besonders im Fall von Cyberattacken. Sollten dadurch Infrastrukturen nicht mehr funktionieren, müssen die digital gespeicherten Daten so gesichert sein, dass ein Abfluss oder eine Veränderung der Daten nicht möglich ist.

Die Einführung der Digitalisierung in der Pflege wird von den Pflegefachkräften manchmal als zusätzliche Arbeit empfunden. Damit entstehen gesundheitliche Risiken für die Beschäftigten. Besonders ältere Mitarbeiterinnen und Mitarbeiter im Pflegebereich, die wenig Erfahrung mit digitaler Technik haben, sehen sich einem steigenden Arbeitsdruck durch individuelle Mehrarbeit ausgesetzt. Die Ursachen dafür bestehen oft darin, dass die Einweisung in die neuen Technologien oder den Umgang mit sensiblen Geräten nicht oder zu spät erfolgte. Die Digital Immigrants sind nicht wie die Digital Natives mit der digitalen Welt und deren Technologien und Techniken aufgewachsen und deshalb öfters mit der Digitalisierung in der Pflege unzufrieden. Sie sind bei der Einführung neuer

---

13 Merkel: Digital-Gipfel der Bundesregierung 2017. 2017. Online: https://www.Bundesregierung.de/Digital-Gipfel. [abgerufen am 23.11.2023].

digitaler Abläufe besonders zu unterstützen. Damit werden zugleich mögliche Risiken minimiert oder beseitigt.

Die Künstliche Intelligenz wird zukünftig bei komplexen medizinischen Fragestellungen in der Medizin und Pflege sehr wichtig werden. In der angewandten Forschung wird zwischen einer schwachen und einer starken Künstlichen Intelligenz unterschieden, um die Leistungsfähigkeit der genutzten Software zu verstehen. In der medizinischen und pflegerischen Nutzung von Künstlicher Intelligenz werden in absehbarer Zeit nur Programme mit einer schwachen Künstlichen Intelligenz genutzt. Diese Software ist in der Lage, einzelne Problemlösungen in der Medizin und in der Pflege effektiv zu unterstützen. Eine schwache Künstliche Intelligenz unterstützt spezifische menschliche Handlungen oder Tätigkeiten. Im Gegensatz dazu soll eine starke Künstliche Intelligenz, an der noch geforscht wird, in der Lage sein, Lösungen von Problemen ebenso gut oder sogar besser als ein Mensch zu erkennen und anzuwenden. Die Künstliche Intelligenz denkt nicht, sondern arbeitet auf der Grundlage bereits gespeicherter Beispieldaten eine Reihe von Algorithmen ab. Damit werden bestehende Muster erkannt und digital Entscheidungvorschläge generiert. Je mehr Daten bisher vorliegen, umso genauer ist das Ergebnis. Daher wird Big Data mit Daten aus verschiedenen Systemen für die Nutzung von Künstliche Intelligenz immer bedeutungsvoller. Ob eine starke künstliche Superintelligenz die menschliche Intelligenz überholen kann, ist bisher nicht erwiesen. Noch muss die Software für die Künstliche Intelligenz von Menschen programmiert werden. Die dabei verwendete Rechentechnik bleibt nach wie vor nur ein Werkzeug. In der medizinischen und pflegerischen Praxis werden bereits verschiedene Einsatzmöglichkeiten erprobt. In der Pflege sind es Pilotprojekte mit intelligenten und lernfähigen Robotern. So ist der Pflegeroboter Pepper in der Lage, verschiedene Sprachen zu verstehen und sich Gesichter von Pflegebedürftigen zu merken. Einen praktischen Einsatz in der Pflege gibt es allerdings noch nicht. Die Robbe Paro besitzt Sensoren und wirkt wie eine kleine lebendige Robbe. Sie wird vor allem bei an Demenz erkrankten Patientinnen und Patienten eingesetzt, um sie mit Hilfe von Künstlicher Intelligenz im Alltag zu unterstützen und ihre Lebensqualität zu verbessern. Für die Pflegefachkräfte bringen die Pflegeroboter eine Erleichterung bei ihrem Umgang mit den Patientinnen und Patienten. Die Pflegeroboter können aber keine Personalengpässe in der Pflege überwinden. Das Streben nach Effektivität und Effizienz sowie nach einer optimalen Kosten-Nutzen-Relation bei pflegerischen Leistungen erhöhen die Anforderungen an die Pflegefachkräfte und für die Pflege verantwortlichen Führungskräfte. Viele künftige digitale Entwicklungen im Gesundheitswesen im Allgemeinen und in der Pflege im Besonderen lassen sich nur schwer prognostizieren. Dennoch müssen sich alle Mitarbeitenden in der Pflege schon heute auf die Zukunft von morgen vorbereiten. Die heutigen Entscheidungen zur Digitalisierung im Gesundheitswesen bestimmen die Entwicklungen der nächsten Jahrzehnte. Die Künstliche Intelligenz und die selbstlernenden Systeme werden die Arbeitsweise sowohl in der Pflege als auch in allen anderen Bereichen des

Gesundheitswesens grundlegend verändern. Die Anforderungen an die Digitalisierung in der Pflege von Patientinnen und Patienten sind sehr hoch. Eine Weiterentwicklung und permanente Anpassung an neue Erfordernisse von digitalen Anwendungen in der Pflege sind in den nächsten Jahren zu erwarten. Die Pflegenden müssen sich auf die Einführung neuer IT-Systeme und die verstärkte Nutzung von Künstlicher Intelligenz einstellen.

6.2 Die erforderliche inhaltliche Veränderung der Aus- und Fortbildung von Pflegefachkräften sowie die Neuausrichtung der Akademisierung von Pflegeberufen unter den neuen Erfordernissen von Digitalisierung und Künstlicher Intelligenz

Die digitale Transformation im Pflegebereich erfordert eine inhaltliche Veränderung der Aus- und Fortbildung der Pflegefachkräfte und eine Neuausrichtung der Studieninhalte bei den akademischen Pflegeberufen. Die derzeitig bereits vorhandenen und vor allem die künftigen digitalen Techniken und Technologien in der Pflege, die den Arbeitsalltag der Pflegenden verbessern und die Selbstbestimmung der zu pflegenden Menschen fördern, erfordern für die Pflegenden ständig neue adäquate Qualifikationsanforderungen. Das bedeutet, dass künftig bereits bei der Ausbildung von Pflegefachkräften und in der Weiterbildung die digitale Kompetenz vermittelt werden muss. Hierbei ist die Rolle der Pflegeschulen zu stärken, in dem generelle verpflichtende Vorgaben zur Vermittlung von digitalen Lehr- und Lerninhalten in der generalistischen Pflegeausbildung an die künftigen Pflegefachkräfte gemacht werden. Dazu ist es erforderlich, den Lehrenden digitale Kompetenzen zu vermitteln und didaktisch-pädagogische Konzepte für eine digital gestütze Lehre zentral zu entwickeln. Diese Konzepte sind den Lehrenden zeitnah zur Verfügung zu stellen, damit sie die Qualität ihrer digitalen Lehrmethoden verbessern können. Für die Pflegeausbildung sind durch die digitale Transformation im Pflegebereich neue Tätigkeitsprofile und veränderte Berufsbilder zu schaffen, um die pflegerischen und digitalen Kompetenzen im Umgang mit neuen Technologien und Techniken zu fördern.

Die Anforderungen an die Gesundheitsfachberufe und damit an die Pflegeberufe steigen. Daher hat sich der nationale Wissenschaftsrat in seiner Herbsttagung 2023 in Saarbrücken mit der wissenschaftlichen Qualifizierung in den Gesundheitsfachberufen befasst. Nicht nur die Verlagerung der medizinischen und pflegerischen Aufgaben aus dem stationären in den ambulanten Bereich, sondern die zunehmende Technisierung und Digitalisierung machen eine qualitativ bessere Ausbildung auf hohem Niveau notwendig. Der nationale Wissenschaftsrat empfahl deshalb am 23. Oktober 2023 eine vermehrte wissenschaftliche Qualifikation in den Gesundheitsfachberufen. Künftig sollten bis zu 20 % der Gesundheitsfachberufe akademisch ausgebildet sein. Dabei sollte der Fokus weiterhin auf den Auf- und

Ausbau primärqualifizierend-dualer Studiengänge gerichtet sein und mit einem Bachelor-, Master- und Promotionsabschluss abzuschließen.[14]

Um die Digitalisierung der Pflege frühzeitig und effizient umsetzen zu können, benötigt sie nicht nur zeitnah einheitliche technische Vorgaben, die auf international anerkannten Standards basieren, sondern hochqualifizierte Fachkräfte, die die digitale Transformation im Pflegebereich erfolgreich meistern können.

7 Ausblick

Bei der Digitalisierung der Versorgungsprozesse von pflegebedürftigen Personen stehen wir im deutschen Gesundheitssystem am Beginn einer epochalen Entwicklung. Andere Bereiche in der Wirtschaft haben bereits jetzt einen höheren Grad der Digitalisierung erreicht, dem das Gesundheitswesen nacheifern sollte. Mit der digitalen Transformation in der Gesundheits- und Pflegeversorgung als lernendes System muss es gelingen, eine flächendeckende Gesundheits- und Pflegeversorgung in unserem Land dauerhaft in hoher Qualität zu sichern und dabei gleichzeitig das medizinisch-pflegerische Personal in der täglichen Arbeit zu entlasten. Bereits jetzt ist bekannt, dass künstliche neuronale Netzwerke die Fähigkeit besitzen, permanent maschinell zu lernen und sich an neue Daten anzupassen. Die Genauigkeit der Aussagen steht im direkten Zusammenhang mit der Anzahl der Daten, mit denen die Netzwerke trainieren können. Niederländischen Studienautoren gelang es nachzuweisen, dass bereits jetzt mit Hilfe des Textprogramms ChatGPT, das auf der Grundlage von Künstlicher Intelligenz arbeitet, bei Patientinnen und Patienten in der Notaufnahme mindestens genauso konkret Diagnosen gestellt werden können, als wenn Ärztinnen oder Ärzte die Diagnose stellen.[15] Das bedeutet, dass die Künstliche Intelligenz das medizinische Personal bei der Diagnosestellung unterstützen, aber nicht ersetzen kann. Die Unterstützungsfunktion kann zukünftig dazu beitragen, dass Krankheiten frühzeitig erkannt, Therapien personenbezogen eingeleitet oder Operationen zielgerichteter durchgeführt werden können. Noch bestehen allerdings erhebliche Risiken, wenn nur die Künstliche Intelligenz medizinische und pflegerische Entscheidungen trifft. Es darf aber nicht übersehen werden, dass die Künstliche Intelligenz die medizinischen Behandlungsmethoden und die Pflege der Patientinnen und Patienten in absehbarer Zeit grundlegend verändern werden. Damit wird die Künstliche Intelligenz in medizinischen und pflegerischen Arbeitsfeldern in Zukunft eine immer größer werdende Rolle spielen.

14 Voraussetzungen für wissenschaftliche Qualifizierung in den Gesundheitsfachberufen verbessern. 2023. Online: https://www.wissenschaftsrat.de/SharedDocs/Pressemitteilungen/DE/PM_2023/PM_2223.html [abgerufen am 23.11.2023].

15 ChatGPT bei Diagnose in der Notaufnahme so gut wie Ärzte. 2023. Online: https://www.science.lu/de/studie-chatgpt-bei-diagnose-der-notaufnahme-so-gut-wie-aerzte [abgerufen am 6.1.2024].

Eine der besten Erfindungen des Jahres 2023 hat das Ehepaar Imran Chaudhri und Bethany Bongiorno, die im Jahr 2017 in San Francisco das Unternehmen *Hu.ma.ne* gegründet haben, gemacht. Sie haben den Humane Artificial Intelligence Pin (AI Pin) entwickelt, der in Zukunft möglicherweise auch im Pflegebereich eine Bedeutung haben könnte. Der AI Pin ist eine kleine Ansteckbrosche, die nur 34 Gramm wiegt, Kantenlängen von 47 und 44,5 Millimeter hat und 15 Millimeter dick ist. Sie wird in Brusthöhe an der Kleidung getragen und mit einem Magneten befestigt. Der AI Pin hat kein Display. Er ist mit einer Kamera, einem Lautsprecher, einem Laser-Projektor und einem großen Knopf unter der Kamera zur Ausführung der Befehle oder dem Aussprechen von Wünschen ausgestattet.[16] Die Antworten erfolgen in der gewünschten Sprache der Besitzerinnen und Besitzer. Beispielsweise werden englische Antworten direkt in deutscher Sprache wiedergegeben. Der AI Pin wurde von Grund auf für die Künstliche Intelligenz entwickelt und reagiert auf die Gesten sowie die Sprache. Der Laser Projektor kann alle Informationen auf der Handfläche anzeigen. Mit der Handfläche sind Eingaben möglich, durch das Zusammendrücken von Daumen und Zeigefinger werden die Eingaben bestätigt. Alle Funktionen der AI Pin benötigen keinerlei zusätzliche Geräte. Der AI Pin ist somit ein eigenständiges Gerät. Allerdings funktioniert er nur, wenn das Internet vorhanden ist. Inwieweit der AI Pin künftig das Smartphone ersetzen kann, ist noch nicht abschließend bewiesen. Denkbar ist jedoch, dass er eine gute Alternative für pflegbedürftige Personen in Zukunft sein könnte. Besonders seine Ausstattung mit Kamera und Mikrofon lässt hoffen, eine noch bessere Überwachung von pflegebedürftigen Personen in ländlichen Gebieten zum Beispiel bei der Medikamenteneinnahme, dem Trinkverhalten, der Ernährung, der verschiedenen Anwendungen oder bei physiotherapeutischen Übungen usw. zu erreichen.

Eine besondere Voraussetzung für eine flächendeckende Gesundheits- und Pflegeversorgung ist die digitale Vernetzung aller Unternehmen und Akteurinnen und Akteure im Gesundheitswesen. Nur sie kann die Zusammenarbeit aller medizinischen und pflegerischen Versorgungsformen digital ermöglichen. Neben der Versorgung der Patientinnen und Patienten muss die Digitalisierung auch einen entscheidenden Beitrag zur ökonomischen, zur ökologischen und zur sozialen Nachhaltigkeit bei der Gestaltung der Führungs- und Verwaltungsprozesse in den Unternehmen der Gesundheitswesen liefern. Damit wird es zugleich möglich werden, dass die Versorgungsprozesse im Gesundheitswesen effektiver und effizienter werden.

In der Gesundheitsbranche ist ein starker Wertewandel zu verzeichnen. Die digitale Transformation erfordert neue Strategien im Gesundheitswesen. Im Prinzip geht es um ein Reengineering, das alles infrage stellt. Die Innovationsbereitschaft, der

16 Vgl. Pierce: Humane officially launches the AI Pin, its OpenAI-powered wearable. 2023. Online: https://www.theverge.com/2023/11/9/23953901/humane-ai-pin-launch-date-price-openai [abgerufen am 08.01.2024].

Wettbewerb, die Angebotsdifferenzierung, die Segmentierung und der Patientennutzen werden in Folge der Digitalisierung im Gesundheitswesen verstärkt zunehmen. Daraus werden sich neue Chancen für die stationäre und ambulante Pflege ergeben. Aber auch die Risiken und Gefahren dürfen nicht unterschätzt werden. Wenn es gelingt, die Chancen, aber auch die Risiken der Digitalisierung im Gesundheitswesen richtig zu erkennen, zu nutzen bzw. abzuwenden, wird es möglich sein, die unserer Gesellschaft relevanten, freiheitlichen und pluralistischen Strukturen in der Gesundheitsbranche auf Dauer zu erhalten und zu sichern.

Literatur

Becka, D./ Bräutigam, C./ Evans, M.: „Digitale Kompetenz" in der Pflege: Ergebnisse eines internationalen Literaturreviews und Herausforderungen beruflicher Bildung. 2020. Online: https://www.econstor.eu/handle/10419/224129 [abgerufen am 20.11.2023].

Biebeler, H. u. a.: Kompetenzanforderungen für Nachhaltigkeit in der beruflichen Bildung im Kontext der Digitalisierung. Abschlussbericht des Vorhabens 7.8.178. 2020. Online: https://www.bibb.de/dienst/dapro/daprodocs/pdf/eb_78178.pdf [abgerufen am 20.11.2023].

Bundesministerium für Gesundheit (2015): Gesetz für sichere digitale Kommunikation und Anwendungen im Gesundheitswesen sowie zur Änderung weiterer Gesetze. Bundesgesetzblatt I 2015, Nr. 54, S. 2408.

Bundesministerium für Gesundheit (2020): Gesetz zum Schutz elektronischer Patientendaten in der Telematikinfrastruktur (Patientendaten-Schutz-Gesetz – PDSG). Bundesgesetzblatt I 2020, Nr. 46, S. 2115.

Bundesministerium für Gesundheit (2021): Digitale Versorgung und Pflege - Modernisierungs-Gesetz (DVPMG). Bundesgesetzblatt I 2021, Nr. 28, S. 1309.

Bundesministerium für Gesundheit (2021): Gesetz zur Weiterentwicklung der Gesundheitsversorgung (Gesundheitsversorgungsweiterentwicklungsgesetz - GVWG). Bundesgesetzblatt I 2021, Nr. 44, S 2754.

Bundesministerium für Gesundheit (Hrsg.): GEMEINSAM DIGITAL. 2023. Online: https://www.bundesgesundheitsministerium.de/service/publikationen/details/digitalisierungsstrategie-fuer-das-gesundheitswesen-und-die-pflege [abgerufen am 6.1.2024].

Bundesministerium der Justitz (2017): Gesetz über die Pflegeberufe (Pflegeberufegesetz – PflBG). Bundesgesetzblatt I 2017, Nr. 49, S. 2581.

ChatGPT bei Diagnose in der Notaufnahme so gut wie Ärzte. 2023. Online: https://www.aerzteblatt.de/nachrichten/145949/ChatGPT-bei-Diagnose-in-der-Notaufnahme-so-gut-wie-Aerzte [abgerufen am 16.7.2024]

Daxberger, S. u. a.: Ambulante Pflege: Entlastung durch Smartphones? In: Die Schwester Der Pfleger 8/2018, S. 26–28.

Europäische Kommission – Pressemitteilung: Künstliche Intelligenz: Kommission treibt Arbeit an Ethikleitlinien weiter voran. 2019. Online: https://ec.europa.eu/commission/presscorner/api/files/document/print/de/ip_19_1893/IP_19_1893_DE.pdf [abgerufen am 23. November 2023].

Fahimi, M.: Der Einsatz von Robotik in der Pflege aus Sicht der Beschäftigten. In: Filipič, U./ Schönauer, A. (Hrsg.): Ein Jahr Corona: Ausblick Zukunft der Arbeit. 1. Aufl. Wien 2021, S. 87–95. Online: https://nbn-resolving.org/urn:nbn:de:0168-ssoar-72651-7 [abgerufen am 20.11.2023].

Fiebig, M./ Hunstein, D.: Digitale Dokumentation: Denkt künftig der Computer für mich? In: Pflegezeitschrift 4/2018, S. 12–15.

GKV-Spitzenverband (Hrsg.): Digitalisierung und Pflegebedürftigkeit – Nutzen und Potenziale von Assistenztechnologien. Berlin 2019.

Hauck, C.: Neue Technologien und Pflegebildung – eine Annäherung. Möglichkeiten und Grenzen neuer Technologien in der Pflege. In: Hauck, C./ Uzarewicz, C. (Hrsg.): I, Robot –

I, Care. 1. Aufl. Berlin 2019, S. 63–87. Online: https://doi.org/10.1515/9783110558388 [abgerufen am 20.11.2023].

Hülsken-Giesler, M.: Technische Assistenzsysteme in der Pflege in pragmatischer Perspektive der Pflegewissenschaft. Ergebnisse empirischer Erhebungen. In: Weber, K. u. a. (Hrsg.): Technisierung des Alltags. Beitrag für gutes Leben? Stuttgart 2015, S. 117–130.

Klein, B.: Technisierte Versorgung oder mehr Zeit für Kernaufgaben? Auswirkungen neuer Technologien auf die Pflegekräfte. In: Archiv für Wissenschaft und Praxis der sozialen Arbeit 3/2011, S. 86–98.

Klein, B. u. a.: Robotik in der Gesundheitswirtschaft. Einsatzfelder und Potenziale. 2., überarb. u. erw. Aufl. Heidelberg 2023.

Kuhlmey, A. u. a.: Technik in der Pflege. Einstellungen von professionell Pflegenden zu Chancen und Risiken neuer Technologien und technischer Assistenzsysteme. 2019. Online: https://www.zqp.de/wp-content/uploads/ZQP-Bericht-Technik-profPflege.pdf [abgerufen am 21.11.2023].

Kümpel, T./ Schlenkrich, K./ Heupel, T. (Hrsg.): Controlling & Innovation 2022. Gesundheitswesen. 1. Aufl. Wiesbaden 2022.

Kunze, C.: Technikgestaltung für die Pflegepraxis. Perspektiven und Herausforderungen. In: Pflege & Gesellschaft 2/2017, S. 130–145.

Merkel, A.: Digital-Gipfel der Bundesregierung 2017. 2017. Online: https://www.bundesregierung.de/breg-de/suche/rede-von-bundeskanzlerin-merkel-beim-digital-gipfel-2017-in-ludwigshafen-am-13-juni-2017-420482 [abgerufen am 16.7.2024].

Peters, M.: Bedingungen digitalen Lernens in der Altenpflege am Beispiel der Technikbereitschaft. 1. Aufl. Bonn 2021.

Pierce, D.: Humane officially launches the AI Pin, its OpenAI-powered wearable. 2023. Online: https://www.theverge.com/2023/11/9/23953901/humane-ai-pin-launch-date-price-openai [abgerufen am 8.1.2024].

Remmers, H.: Pflegeroboter: Analyse und Bewertung aus Sicht pflegerischen Handelns und ethischer Anforderungen. In: Bendel, O. (Hrsg.): Pflegeroboter. 1. Aufl. Wiesbaden 2018, S. 161–179.

Schirmer, H.: Chancen und Grenzen der Digitalisierung im Gesundheitswesen zur nachhaltigen Förderung der Bevölkerungsgesundheit in Deutschland. In: Kümpel, T. u. a. (Hrsg.): Controlling & Innovation 2022. Gesundheitswesen. 1. Aufl. Wiesbaden 2022, S. 292 ff.

Schirmer, H.: Artificial Intelligence in Healthcare. In: American Journal of Biomedical Science & Research, USA 2022, S. 80–81. Online: www.biomedgrid.com.

SGB V. Recht des öffentlichen Gesundheitswesens. 22., überarb. u. erw. Aufl. München 2022.

Voraussetzungen für wissenschaftliche Qualifizierung in den Gesundheitsfachberufen verbessern | WR empfiehlt, die wissenschaftlichen Disziplinen hinter den Gesundheitsfachberufen zu stärken. 2023. Online: https://www.wissenschaftsrat.de/SharedDocs/Pressemitteilungen/DE/PM_2023/PM_2223.html [abgerufen am 23.11.2023].

Weber, K. u. a. (Hrsg.): Digitale Technik für ambulante Pflege und Therapie. Herausforderungen, Lösungen, Anwendungen und Forschungsperspektiven. 1. Aufl. Bielefeld 2022.

Digitalisierung in der Pflege für mehr Zeit mit Patient*innen

Praktische Anwendungen, von Kurve bis App

Bianka Grau, Madlen Lippeck

Abstract: Um die Pflegenden zu entlastenWege zu reduzieren, schneller korrekte Daten zu dokumentieren und somit eine höhere Sicherheit, Zufriedenheit und Attraktivität zu ermöglichen, ist die Digitalisierung ein wichtiger Baustein in der Weiterentwicklung unseres Pflegeberufes.

Die Digitalisierung in der Pflege ist ein unaufhaltsamer Prozess, der sowohl Herausforderungen als auch enorme Chancen mit sich bringt. In diesem Kontext ist die Einführung der Elektronischen Patientenakte (ePA) ein Meilenstein. Sie ermöglicht eine schnelle und effiziente Erfassung aller relevanten Patientendaten und gewährleistet somit eine hohe Patientensicherheit.

Durch die individuelle Mitgestaltung der Elektronischen Patientenakte können konzernweite, abgestimmte und an die Expertenstandards angelehnte Pflegepläne erstellt werden.

Durch die Implementierung eines Medikationstools, das die Expertise der Pflegefachkräfte nutzt und den ärztlichen Kolleg*innen in der Antibiotikatherapie supportet, werden Risiken, z. B. im Nebenwirkungsmanagement, reduziert. Auch Therapie- und Behandlungspläne werden individuell und auf die Bedürfnisse der einzelnen Kliniken abgestimmt, was zu einer hohen Akzeptanz bei den Kolleg*innen führt.

Letztlich ist es für keinen unserer Kolleg*innen vorstellbar, wieder die Papierakte zu nutzen.

1 Einführung

Die Johannesstift Diakonie gAG ist das größte konfessionelle Gesundheits- und Sozialunternehmen in Berlin und im Nordosten Deutschlands. Sie ist in Berlin, Brandenburg, Sachsen-Anhalt, Mecklenburg-Vorpommern, Thüringen und Niedersachsen in den Sparten Krankenhäuser und ambulante Versorgungszentren, Altenhilfe und Hospize, Behindertenhilfe, Jugendhilfe, der Arbeitsförderung und Bildung sowie Dienstleistungen für Gesundheits- und Sozialeinrichtungen mit einem vielfältigen Angebot vertreten.

Mehr als 11.000 Mitarbeiter*innen leisten moderne Medizin und zugewandte Betreuung im Einklang mit den christlich-diakonischen Werten des Unternehmens.

Seit nunmehr sechs Jahren arbeiten wir konzernweit mit der Elektronischen Patientenakte (ePA). Der November 2017 markiert einen Wendepunkt in der Geschichte unseres Unternehmens. Dieser Übergang von der traditionellen Papierakte zur digitalen Version war ein komplexer Prozess, der von vielen Bedenken und Ängsten begleitet wurde. Insbesondere ältere Kolleg*innen, die mit der traditionellen Papierakte oder gar dem Berichtsheft aufgewachsen sind, hatten anfangs Schwierigkeiten, sich an das neue System zu gewöhnen.

Um diesen Bedenken entgegenzuwirken, war eine gute Planung vor der Einführung und vor allem die absolute Transparenz des Projektes erforderlich und sinnvoll.

Gut durchdachte Schulungen spielten eine entscheidende Rolle bei der Akzeptanz des neuen Systems. Wir entschieden uns dafür, Key-User*innen von jeder Station als Erste zu schulen. Diese dienten als Multiplikator*innen für ihr jeweiliges Team und wurden auch im Bereich der Fehlermeldung und im EDV-Ticketsystem geschult. Ähnlich erhielten die Kolleg*innen des ärztlichen Dienstes vertiefte Schulungen im Bereich des Medikationstools.

Die „Side-by-Side"-Unterstützung durch die IT-Abteilung und die Projektleitung während des Rollouts war ein weiterer entscheidender Faktor für den Erfolg der Implementierung. Fragen konnten so jederzeit direkt auf den Stationen beantwortet und Ängste minimiert werden.

Der Übergang zur papierlosen Dokumentation erfolgte rollend. Jeder neu aufgenommene Patient wurde in der Elektronischen Patientenakte geführt, während alle bereits einliegenden Patient*innen bis zu ihrer Entlassung in Papierform weitergeführt wurden.

Parallel dazu wurde die Elektronische Patientenakte auch auf den Intensivstationen eingeführt. Hier mussten wir noch größere Hürden überwinden, insbesondere in Bezug auf die Anbindung von medizinischen Geräten wie Fluidmanager, Monitoring-Systemen, Dialyse- und Beatmungsgeräten.

In der Johannesstift Diakonie existiert eine spezialisierte Fachgruppe, die sich intensiv mit dem Thema der Pflegequalität beschäftigt. Diese Gruppe setzt sich aus Fachexpert*innen der verschiedenen Einrichtungen zusammen, die ihre umfangreiche Expertise einbringen. Während der Phase der Implementierung der digitalen Patientenakte spielte diese Gruppe eine maßgebliche Rolle bei der Abstimmung der Projektaspekte im Pflegebereich sowie bei der Entwicklung von Empfehlungen für eine effektive interdisziplinäre Zusammenarbeit.

Das Hauptziel dieser Bemühungen war und ist es, eine einheitliche Struktur zu etablieren, die für sämtliche Einrichtungen gleichermaßen gilt. Während die digitale Patientenakte kontinuierlich weiterentwickelt wird, obliegt es der Fachgruppe, die entsprechenden Abstimmungen hierzu zu koordinieren. Anfragen zur Weiterentwicklung werden von den Gruppenmitgliedern in den einzelnen Einrichtungen in Zusammenarbeit mit den örtlichen Expert*innen diskutiert. Die Fachgruppe nimmt sich dieser Anliegen an, bereitet sie auf und legt sie dann den IT-Spezialist*innen vor.

Die Beteiligung der Nutzer*innen war und ist dabei für unser Unternehmen existenziell und ermöglicht gezielte nutzergerechte und pflegerelevante Anwendungen.

2 Standardisierungen und Individualitäten am Beispiel eines Fachkrankenhauses

Die Evangelische Lungenklinik in Berlin-Buch ist ein Fachkrankenhaus für Lungenheilkunde und Thoraxchirurgie mit 152 Betten. Zum Kompetenzzentrum für akute und chronische Erkrankungen der Lunge sowie des Brustkorbes gehören die Kliniken Pneumologie und Thoraxchirurgie, das Radiologisch-Diagnostische Institut, die Abteilung für Anästhesiologie und Intensivmedizin, das Zentrum für

Beatmungs- und Schlafmedizin sowie die Fachambulanz. Gesellschafter des Krankenhauses ist die Johannesstift Diakonie gAG.

Durch die individuelle Mitgestaltung der Elektronischen Patientenakte ist es uns möglich, konzernweite, abgestimmte und in Anlehnung an die Expertenstandards, geltende Pflegepläne zu erstellen.

Die Standardisierung der Elektronischen Patientenakte ist ein wichtiger Aspekt, der jedoch Raum für individuelle Anpassungen lassen muss. Am Beispiel unseres Fachkrankenhauses für Lungenheilkunde und Thoraxchirurgie wird deutlich, wie diese Balance erreicht werden kann.

In diesem Kontext verdient unser Weaning- und Beatmungszentrum besondere Erwähnung. Die Station stellte eine besondere Herausforderung dar und führte zur Entwicklung eines speziellen Beatmungsprofils, das für unsere Klinik entwickelt wurde.

Hier waren die Inhalte und der Dokumentationsaufwand in der elektronischen Intensivkurve zu umfangreich. In der elektronischen Patientenkurve für die peripheren Stationen konnten wiederum die Beatmungsparameter nicht abgebildet werden.

Als einzige Ausnahme wurde für unsere Klinik eine spezielle Beatmungskurve entwickelt.

Heute ist unser Weaning- und Beatmungszentrum eine Intensivstation und arbeitet mit der Intensivkurve. Das Beatmungsprofil ist geblieben und wird nun für unsere Patient*innen mit nicht-invasiver Beatmung auf der Station für Pneumologie genutzt.

Durch das individuelle Profil muss bei regelmäßigen Updates besonders darauf geachtet werden, dass die Inhalte der Neuerungen auch in unserer Kurvenprofil eingepflegt werden. Die erfolgreiche Implementierung dieses Profils zeigt die Möglichkeiten der individuellen Anpassung und Weiterentwicklung.

3 Gemeinsame Pflegefachsprache

In unserer innovativen Strategie zur Optimierung der Pflegeplanung haben wir uns für eine tiefgehende Integration des Pflegeplanungstools POP 2 entschieden.

Dieses System legt den Grundstein für eine standardisierte Pflegefachsprache. Im Fokus unseres fünfschrittigen Pflegeplans stehen die Ressourcen des Pflegeempfängers.

Stefan u. a. definieren die Ressourcen wie folgt:

„Ressourcen werden definiert als Kräfte, Fähigkeiten und Möglichkeiten, die Menschen zur Erhaltung bzw. Entwicklung der Gesundheit und/oder zur Krankheitsbewältigung einsetzen."[1]

POP 2, die Weiterentwicklung des „Praxis Orientierten Pflegediagnostik"-Systems, dient als Klassifikationssystem für Pflegediagnosen. Es ist darauf ausgelegt, Pflegefachkräften ein strukturiertes und praxisnahes Werkzeug an die Hand zu geben. Mit seinen neun Domänen und 18 Klassen, die 74 pflegerische Erscheinungsbilder und 160 differenzierte Pflegebewertungen umfassen, bietet es eine umfassende Grundlage für die Planung und Umsetzung von Pflegezielen und -interventionen.

Die theoretische Basis des Systems ist solide, da sie auf einer adaptierten Methode des Pflegemodells nach Orem beruht. Aber POP 2 ist mehr als nur Theorie: Es ist ein lebendiges, praxisorientiertes Instrument, das Pflegefachkräfte in ihrem anspruchsvollen Alltag unterstützt. Es hilft, Pflegeprobleme zu erkennen, geeignete Pflegeziele zu formulieren und die bestmöglichen Pflegemaßnahmen zu ergreifen.

Flexibilität ist eine weitere Stärke von POP 2. Es lässt sich an die spezifischen Bedürfnisse der jeweiligen Einrichtung oder des einzelnen Patienten anpassen. Außerdem ist es kompatibel mit anderen Pflegemodellen, was seine Anwendbarkeit in verschiedenen Pflegekontexten erhöht.

Gemäß den Richtlinien von POP orientieren wir uns an den Grundsätzen des Internationalen Pflegerats, um nicht nur Herausforderungen und Defizite, sondern auch die gesundheitlichen und positiven Aspekte des Individuums in den Fokus zu rücken.

Darüber hinaus dient POP 2 als systematisches Werkzeug zur Strukturierung der Pflegebewertung. Es bietet Leitlinien für Pflegeziele und -interventionen.

Hierzu erklärt Stefan u. a.:

„Jeder Pflegediagnosetitel ist mit einer Definition beschrieben, welche die Abgrenzung zwischen den Pflegephänomenen und Pflegediagnosen ermöglicht. POP-Pflegediagnosen werden nach folgenden Formatregeln formuliert: [..] Da jede POP-Pflegediagnose aus den Ressourcen entwickelt wird, können zu Pflegephänomenen sowohl Gesundheits-, Risiko und aktuelle Pflegediagnosen formuliert werden. Am Beispiel des Pflegephänomens 'Harnausscheidung' sieht dies folgendermaßen aus:

Harnausscheidung, beeinträchtigt

Harnausscheidung, beeinträchtigt, Risiko

Harnausscheidung, Entwicklung der Ressourcen"[2]

1 Stefan u. a.: POP PraxisOrientierte Pflegediagnostik. 2013. S. 11.
2 Stefan u. a.: POP PraxisOrientierte Pflegediagnostik. 2013. S. 16 ff.

Durch die zentrale Rolle, die die Ressourcen des Pflegeempfängers in der Diagnostik und Planung spielen, können wir eine ganzheitliche Pflege gewährleisten, die sowohl präventive als auch akute Bedürfnisse berücksichtigt. Dies stellt einen wesentlichen Pfeiler unserer qualitätsorientierten Pflege dar.

4 Hardware

Die Hardware spielt eine ebenso wichtige Rolle wie die Software. In unserer Klinik haben wir die Stationen je nach Größe mit Visitenwagen ausgestattet, sodass die verschiedenen Berufsgruppen unabhängig voneinander Zugriff auf die gesamte Patientenakte haben.

Die mobilen Visitenwagen sind mit Notebooks ausgestattet, um eine ausreichende Akkukapazität zu gewährleisten.

22´Zoll- Monitore geben eine gute Übersicht der Inhalte der Elektronischen Patientenakte, insbesondere der Stationskurve, die die größten Informationen über den Behandlungsverlauf der Patient*innen bietet.

Mit der Umstellung auf die Elektronische Patientenakte, den damit anfallenden und zu archivierenden Datenmengen mussten die Server auf ein Oracle-System umgestellt werden.

Im Falle eines Systemausfalles oder auch während länger dauernden Updates, wenn kein Zugriff auf die Elektronische Patientenakte möglich ist, nutzen wir ein Ausfallkonzept.

Die Systematik wurde gemeinsam mit unserer IT entwickelt. Alle zwei Stunden werden die wichtigsten Daten, wie die Stationskurve, das Medikationstool, die Verlaufsdokumentation der letzten fünf Tage und Diagnosen als PDF- Dokument gespeichert und in einen digitalen Ordner abgelegt.

Der Ordner ist für alle am Behandlungsprozess beteiligten Mitarbeiter*innen zugänglich.

Somit können die wichtigsten Daten der Patient*innen auch bei einem Systemausfall eingesehen werden.

4.1 Tablets mit Apps: Wunde und mobile Formulare App

Die Hardware und Software müssen nahtlos miteinander interagieren, um einen reibungslosen Ablauf zu gewährleisten. Daher haben wir uns für Tablets entschieden, die speziell für den medizinischen Bereich entwickelt wurden. Diese Tablets sind nicht nur robust und leicht zu desinfizieren, sondern auch mit einer Vielzahl von Schnittstellen ausgestattet, die die Integration in unser Krankenhausinformationssystem (KIS) ermöglichen.

Im Zuge der Implementierung der Elektronischen Patientenakte haben wir ebenfalls fortschrittliche Tablet-Technologien mit spezialisierten Applikationen für die Wundversorgung integriert.

Diese Anwendungen sind präzise auf die Anforderungen im pflegerischen Alltag zugeschnitten und markieren einen Paradigmenwechsel in der Dokumentationspraxis.

Sie ermöglichen es, direkt am Patientenbett eine detaillierte Wundaufnahme vorzunehmen. Die benutzerfreundliche Oberfläche der Applikation erleichtert den Pflegefachkräften die Diagnose, Lokalisierung und die Dokumentation der Behandlung von Wunden erheblich.

Ein weiteres Merkmal ist die Visualisierung von Wundverläufen. Diese Funktion bietet eine detaillierte Nachverfolgung des Heilungsprozesses und erlaubt die Planung zielgerichteter Therapiemaßnahmen für die Wundbehandlung.

Dadurch können wir den Pflegeprozess kontinuierlich optimieren und eine qualitativ hochwertige, effiziente Versorgung gewährleisten.

4.2 Spotmonitore (Übermittlung der Vitalzeichen direkt ins KIS)

Die Übermittlung der Vitalzeichen direkt in die Stationskurve ist ein weiterer wichtiger Aspekt. Durch den Einsatz von Spotmonitoren können die Vitalzeichen der Patient*innen in Echtzeit erfasst und direkt in die Stationskurve übertragen werden. Dies erleichtert nicht nur die Arbeit der Pflegefachkräfte, sondern erhöht auch die Patientensicherheit.

Mit der Möglichkeit, die Vitalzeichen direkt zu erfassen, nutzen wir ein sogenanntes Frühwarnsystem, das Kolleg*innen zusätzlich zu ihrer Expertise und Erfahrung in der Erkennung von kritischen Zuständen der Patient*innen unterstützt.

Das Frühwarnsystem stellt eine Unterstützung dar, schließt aber die Intuition der Pflegekolleg*innen nicht aus.

5 Herausforderungen und Vorteile

Die Digitalisierung stellt auch eine Herausforderung dar.

Der Schulungsaufwand ist nicht zu unterschätzen. Neben der Einführungsschulung sind regelmäßige Fortbildungen erforderlich, um die Mitarbeiter*innen auf dem neuesten Stand zu halten.

Dies ist insbesondere wichtig, wenn neue Funktionen hinzugefügt oder bestehende Funktionen geändert werden.

Ein konkretes Beispiel für eine Herausforderung ist die Integration der verschiedenen Geräte in das KIS. Insbesondere auf den Intensivstationen müssen zahlreiche Geräte wie Fluidmanager, Monitoring, Dialysegeräte und Beatmungsgeräte angebunden werden. Dies erfordert eine enge Zusammenarbeit mit der IT-Abteilung und den Herstellern der Geräte.

5.1 Vorteile des CPOE-basierten ABS-Tools im richtigen Einsatz von Antibiotika

Die korrekte und angemessene Anwendung von Antibiotika in Krankenhäusern ist entscheidend, um die Entwicklung von Resistenzen und andere negative Auswirkungen einer übermäßigen Antibiotikaanwendung zu verhindern. In vielen Krankenhäusern werden Antibiotika jedoch häufig länger als notwendig verabreicht. Dies kann auf verschiedene Gründe zurückgeführt werden, beispielsweise auf das Fehlen klar definierter Abbruchregeln oder den Mangel an Überprüfungen nach der Verschreibung.

Das CPOE-basierte Antibiotic Stewardship (ABS) Tool bietet hier eine innovative Lösung. Laut Studien kann eine ABS-Intervention, die Bildung und proaktive Überprüfung beinhaltet, die Therapiedauer von unkomplizierten Lungenentzündungen von 10 auf 7 Tage reduzieren. Noch beeindruckender ist, dass multifaktorielle ABS-Interventionen die Einhaltung von Leitlinien von 5,6 % auf 42 % erhöhen und die Therapiedauer von 9 auf 6 Tage reduzieren können.

Ein wesentlicher Vorteil des CPOE-basierten ABS-Tools ist seine Effizienz und Anwenderfreundlichkeit. Es ermöglicht eine Reduzierung von Verschreibungsfehlern, den Einsatz von elektronischen Stop-Befehlen, Alarmfunktionen und Therapieempfehlungen. Damit kann es als integraler Bestandteil von ASP (Antimicrobial Stewardship Programs) dienen und erfordert vergleichsweise wenig Zeit und Personal.

Insgesamt bieten CPOE-basierte ABS-Interventionen eine vielversprechende Lösung zur Optimierung der Antibiotikaanwendung in Krankenhäusern, indem sie die Therapiedauer verkürzen und die Einhaltung von Leitlinien verbessern, ohne die Sicherheit der Patienten zu beeinträchtigen.[3]

6 Demografischer Wandel/Generationenvorteil

6.1 Mitarbeiter*innenakquise

Die Bevölkerung wird immer älter, der Fortschritt der Medizin schreitet rasant voran.

3 Leo u. a.: Impact of a computerized physician order entry (CPOE)-based antibiotic stewardship intervention on the treatment duration for pneumonia and COPD exacerbations. In: Respiratory Medicine 186/2021.

Die Anzahl der Pflegefachkräfte sinkt dagegen rapide. Viele Mitarbeiter*innen gehen in den nächsten Jahren in den Ruhestand. Es ist essenziell, Pflegende durch Digitalisierung zu unterstützen, damit wertvolle Zeit für die Pflege am Patienten bleibt.

Die Digitalisierung bietet auch einen Generationenvorteil. Jüngere Mitarbeiter*innen, die mit der digitalen Welt aufgewachsen sind und aufwachsen, finden sich schneller in den neuen Systemen zurecht und können ihr Wissen an ältere Mitarbeiter*innen weitergeben. Dies hat auch einen positiven Effekt auf die Mitarbeiter*innenakquise, da ein modernes und effizientes System ein attraktiver Faktor für potenzielle neue Mitarbeiter*innen ist.

Quereinsteiger:

Für Menschen, die einen Quereinstieg in die Pflege in Erwägung ziehen, kann die Digitalisierung besonders attraktiv sein. Viele Quereinsteiger kommen aus Bereichen, in denen digitale Tools bereits fest verankert sind.

Insbesondere im Bereich der Altenpflege. Die Möglichkeit, diese Kenntnisse und Fähigkeiten in die Pflege einzubringen und weiterzuentwickeln, kann den Berufseinstieg erleichtern und attraktiver gestalten.

Auszubildende:

Die heutige Generation von Auszubildenden ist mit der Digitalisierung aufgewachsen. Sie sind es gewohnt, mit Smartphones, Tablets und Computern zu arbeiten. Die Integration digitaler Technologien in den Pflegealltag kann daher ein entscheidender Faktor sein, um junge Menschen für eine Ausbildung in der Pflege zu begeistern. Virtuelle Realität zur Schulung von Pflegeszenarien, Apps zur Patientenverwaltung oder digitale Kommunikationstools können den Beruf modern und zukunftsorientiert erscheinen lassen.

Bereits ausgebildete Pflegefachkräfte:

Auch für bereits ausgebildete Pflegefachkräfte bietet die Digitalisierung viele Vorteile. Digitale Technologien können Routineaufgaben erleichtern, die Dokumentation beschleunigen und so mehr Zeit für die direkte Patient*innenversorgung schaffen. Zudem bieten digitale Bildungsangebote die Möglichkeit, sich kontinuierlich fortzubilden und auf dem neuesten Stand der Technik zu bleiben. Dies kann die Jobzufriedenheit erhöhen und dazu beitragen, erfahrene Pflegefachkräfte im Beruf zu halten und neu zu begeistern.

7 Fazit

Die Digitalisierung in der Pflege hat nicht nur die Dokumentation vereinfacht, sondern auch die Patientensicherheit erhöht.

Durch die Einführung der Elektronischen Patientenakte und die Nutzung von Tablets mit spezialisierten Apps können Pflegefachkräfte effizienter arbeiten und haben mehr Zeit für die Patient*innen.

Die Herausforderungen, insbesondere in Bezug auf die Schulung der Mitarbeiter*innen und die Integration der verschiedenen Systeme, waren groß, aber durch eine gute Planung und enge Zusammenarbeit aller Beteiligten erfolgreich.

Die Vorteile, die sich durch die Digitalisierung ergeben, sind vielfältig und reichen von einer verbesserten Dokumentation und Kommunikation bis hin zu einer höheren Mitarbeiter*innenzufriedenheit.

Die Digitalisierung in der Pflege bietet nicht nur die Chance, die Versorgung der Patienten zu verbessern, sondern auch, den Beruf für verschiedene Zielgruppen attraktiver zu gestalten.

Durch den gezielten Einsatz digitaler Technologien können Quereinsteiger*innen, Auszubildende und bereits ausgebildete Pflegefachkräfte gleichermaßen angesprochen und für den Pflegeberuf begeistert werden. In Zeiten des demografischen Wandels und des Fachkräftemangels kann dies ein entscheidender Vorteil bei der Mitarbeiter*innenakquise sein.

Gegenwärtig findet die Integration der Weiterentwicklung von unserer Elektronischen Patientenakte statt. Die Vorteile dieser Neuerung sind insbesondere ihre Übersichtlichkeit und der beschleunigte Zugriff.

Die neue Benutzeroberfläche präsentiert sich im App-Stil, während alle bisherigen Funktionen erhalten bleiben.

Damit werden die Schulungen für die Mitarbeiter*innen vereinfacht, da die Neuerungen einen hohen Wiedererkennungswert haben.

Bereits seit Januar 2024 wird diese Weiterentwicklung in einer Klinik pilotiert. Das Ziel ist es, eine zügige Implementierung in der gesamten Johannesstift Diakonie zu gewährleisten.

Literatur

Leo, F. u. a.: Impact of a computerized physician order entry (CPOE) – based antibiotic stewardship intervention on the treatment duration for pneumonia and COPD exacerbations. In: Respiratory Medicine 186/2021.

Stefan, H. u. a.: POP PraxisOrientierte Pflegediagnostik. Pflegediagnosen – Ziele – Maßnahmen. 2. akt. Aufl. Wien 2013.

Beitrag 3

Sekundäre Auswirkungen von sensorbasierten Pflegeinformationstechnologien auf Teilprozesse in der stationären Pflege älterer Menschen

Eine qualitative Interviewstudie mit Pflegefachkräften zu Technikfolgen bei Harninkontinenz, Dekubitus, Sturz, Lauftendenz und Vitalzeichenkontrolle

Saskia Ehrenfried

Abstract: Dieser Beitrag befasst sich mit Auswirkungen innovativer Pflegetechnologien in der stationären Pflege älterer Menschen, die über die primär erwarteten Auswirkungen hinausgehen. Grundlage bilden die Ergebnisse einer qualitativen Interviewstudie zu sekundären Auswirkungen von sensorbasierten Pflegeinformationstechnologien (PIT) auf Teilprozesse von insgesamt fünf Pflegekernprozessen. Befragt wurden neun Pflegefachkräfte aus dem Pflegepraxiszentrum (PPZ) Berlin im Mai 2022. Qualitative Befunde liegen zu Teilprozessen der Kernprozesse *Förderung von Harnkontinenz, Dekubitusprophylaxe, Sturzprophylaxe, Management von Lauftendenz bei Demenz* und *Vitalzeichenkontrolle am Bett* vor. Die identifizierten sekundären Auswirkungen hängen maßgeblich von den Pflegebedürftigen, der Einrichtung und den PIT-Eigenschaften ab. Auch werden Chancen und Herausforderungen abgeleitet, die auf eine ambivalente Einstellung der Befragten gegenüber PIT schließen lassen. Die Ergebnisse bestärken, dass eine prozessbezogene Perspektive professionell Pflegender für eine erfolgreiche Technikimplementierung einzunehmen ist. Offen bleibt, welche sekundären Auswirkungen von innovativen Pflegetechnologien langfristig eintreten.

1 Einleitung

Akut- und langzeitstationäre Pflegeeinrichtungen befinden sich beim Einsatz von innovativen Pflegetechnologien in einem Spannungsverhältnis.[1] Mit innovativen Pflegetechnologien sind digitale Technologien zur Unterstützung der Pflege oder auch zur Selbstbestimmung von geriatrischen Pflegeempfangenden gemeint.[2] Neben der Auswahl von Pflegeinnovationstechnologien in unterschiedlichen Entwicklungszuständen sind Bedarfe der Pflegeempfangenden und Pflegenden, lokale Besonderheiten sowie die technische Infrastruktur der Einrichtung beim Technikeinsatz zu berücksichtigen. Gleichzeitig stellen sich ethisch-rechtliche und finanzielle Fragen.[3] Vor diesem Hintergrund besteht national eine Diskrepanz zwischen Forschungs- und Entwicklungsprojekten einerseits und dem Einsatz innovativer Pflegetechnologien in der Praxis andererseits.[4] Die Diskrepanz liegt dabei weniger im Innovationsgrad der Pflegetechnologien begründet, sondern mehr in der

1 Vgl. Klawunn u. a.: Auswahl und Einführung von Pflegetechnologien in Einrichtungen der Pflegepraxis. In: Bettig u. a. (Hrsg.): Digitalisierung in der Pflege. Auswahl und Einsatz innovativer Pflegetechnologien in der geriatrischen Praxis. 2021, S. 40.

2 Vgl. Premer/Hohndorf: Zukunft der Pflege schon heute beginnen. In: Bettig u. a. (Hrsg.): Digitalisierung in der Pflege. Auswahl und Einsatz innovativer Pflegetechnologien in der geriatrischen Praxis. 2021, S. 113.

3 Vgl. Klawunn u. a.: Auswahl und Einführung von Pflegetechnologien in Einrichtungen der Pflegepraxis. In: Bettig u. a. (Hrsg.): Digitalisierung in der Pflege. Auswahl und Einsatz innovativer Pflegetechnologien in der geriatrischen Praxis. 2021, S. 40; Merda u. a.: Pflege 4.0. 2017, S. 143 ff.

4 Vgl. Rösler u. a.: Digitalisierung in der Pflege. 2018, S. 33. Online: https://docplayer.org/74178729-Digitalisierung-in-der-pflege.html [abgerufen am 20.10.2023]; Schneider u. a.: Technologische Innovationen in der Pflege. In: Pfannstiel u. a. (Hrsg.): Innovationen und Innovationsmanagement im Gesundheitswesen: Technologien, Produkte und Dienstleistungen voranbringen. 2020, S. 617; Scorna u. a.: Digitale Technik in der Pflege als Generallösung? In: Freier u. a. (Hrsg.): Gegenwart und Zukunft sozialer Dienstleistungsarbeit. Perspektiven Sozialwirtschaft und Sozialmanagement. 2021, S. 304.

mangelnden Anpassung der Technologien in institutionelle, organisatorische Kontexte und der fehlenden Technikakzeptanz von Pflegenden.[5]

In den Pflegepraxiszentren (PPZ) des vom Bundesministerium für Bildung und Forschung (BMBF) geförderten Clusters „Zukunft der Pflege“ zeigt sich überdies, dass die Technikakzeptanz professionell Pflegender vom Einfluss der Technologien auf Arbeits- und Pflegeprozesse abhängt.[6] Da jede Technologie Arbeits- und Pflegeprozesse verändert, werden in der Literatur frühe und umfassende Analysen unter Einbezug von Pflegemitarbeiter*innen gefordert.[7]

An diese Forderung schließt das PPZ Berlin und die gesundheitsökonomische Begleitforschung der Alice Salomon Hochschule Berlin (ASH) an. Die ASH Berlin untersucht, wie sich sensorbasierte Pflegeinformationstechnologien (PIT) auf relevante Kernprozesse in der stationären Pflege älterer Menschen auswirken. Tabelle 1 gibt einen Überblick zu den eingesetzten sensorbasierten PIT in den beiden Praxiseinrichtungen des PPZ Berlin und deren Verortung in den jeweiligen Pflegekernprozessen.

5 Vgl. Schneider u. a.: Technologische Innovationen in der Pflege. In: Pfannstiel u. a. (Hrsg.): Innovationen und Innovationsmanagement im Gesundheitswesen: Technologien, Produkte und Dienstleistungen voranbringen. 2020, S. 617.

6 Vgl. Klawunn u. a.: Auswahl und Einführung von Pflegetechnologien in Einrichtungen der Pflegepraxis. In: Bettig u. a. (Hrsg.): Digitalisierung in der Pflege. Auswahl und Einsatz innovativer Pflegetechnologien in der geriatrischen Praxis. 2021, S. 45; Strutz u. a.: Innovative Technologien in der Pflege. In: Bettig u. a. (Hrsg.): Digitalisierung in der Pflege. Auswahl und Einsatz innovativer Pflegetechnologien in der geriatrischen Praxis. 2021, S. 88.

7 Vgl. Fuchs-Frohnhofen u. a.: Memorandum „Arbeit und Technik 4.0 in der professionellen Pflege“. 2018, S. 10 f.; Lutze u. a.: Potenziale einer Pflege 4.0. 2021, S. 11. Online: https://www.bertelsmann-stiftung.de/fileadmin/files/user_upload/Pflege_4.0_final.pdf [abgerufen am 20.10.2023]; Rösler u. a.: Digitalisierung in der Pflege. 2018, S. 35 f. Online: https://docplayer.org/74178729-Digitalisierung-in-der-pflege.html [abgerufen am 20.10.2023]; Scorna u. a.: Digitale Technik in der Pflege als Generallösung? In: Freier u. a. (Hrsg.): Gegenwart und Zukunft sozialer Dienstleistungsarbeit. Perspektiven Sozialwirtschaft und Sozialmanagement. 2021, S. 310; Strutz u. a.: Innovative Technologien in der Pflege. In: Bettig u. a. (Hrsg.): Digitalisierung in der Pflege. Auswahl und Einsatz innovativer Pflegetechnologien in der geriatrischen Praxis. 2021, S. 88 f.

Tab. 1: Eingesetzte sensorbasierte PIT differenziert nach Pflegekernprozess und Praxiseinrichtung

Pflegekernprozess	Sensorbasierte PIT	Praxiseinrichtung
Förderung von Harnkontinenz	Selbstklebender Sensorstreifen und Sender am Inkontinenzprodukt zur Feuchtigkeitsmessung	Langzeitpflegeeinrichtung
Dekubitusprophylaxe	Intelligente Matratzenauflage mit Druck- und Feuchtigkeitssensoren	Langzeitpflegeeinrichtung
Sturzprophylaxe	Aufsteh- und Bettkantensensoren	Langzeitpflegeeinrichtung
Management Lauftendenz	Aufsteh- und Türsensoren	Langzeitpflegeeinrichtung
Vitalzeichenkontrolle am Bett	Rollendes System zur Messung von Vitalzeichen (Blutdruck, Puls, Atmung, Temperatur)	Geriatrisches Krankenhaus

Quelle: Eigene Darstellung.

Die Pflegekernprozesse entwickelten Bettig und Knuth infolge fehlender Darstellungen, die das Eingreifen von Technologien in pflegerische Prozesse abbilden. Die Entwicklung erfolgte auf Basis von Fachliteratur sowie Prozessbeobachtungen und Befragungen von Pflegepersonal im PPZ Berlin. Dabei lag ein Fokus auf der Identifikation von Arbeitsprozessen in der Pflege, die im Zusammenhang mit einem PIT-Einsatz relevant sind. Die Pflegekernprozesse sind hierarchisch in Hauptprozesse (z. B. *Förderung von Harnkontinenz*) und deren Teilprozesse (z. B. *Vorbereitung, Kontrolle von Inkontinenz(IK)-Hilfsmitteln*) unterteilt, wobei Teilprozesse verschiedene Tätigkeiten (z. B. *Vorbereitung: Kontinenz-Screening, Maßnahmen planen, Hilfsmittel holen*; *Kontrolle von IK-Hilfsmitteln: Füllstand Blasen-Dauerkatheter-Beutel*) umfassen.[8]

Unter den sensorbasierten PIT aus Tabelle 1 sind Technologien zusammengefasst, die durch integrierte Sensoren relevante physikalische oder chemische Eigenschaften aufnehmen, diese in Messwerte umwandeln und die umgewandelten Messwerte für weitere Aktionen zur Verfügung stellen.[9] Für den Kernprozess *Förderung von Harnkontinenz* beschreiben Strutz et al. in deren Machbarkeitsstudie z. B., dass sensorbasierte PIT durch Druck-, Feuchtigkeits- oder Ultraschallsensoren Pflegende über die bevorstehende oder erfolgte Blasenentleerung von Pflegeempfangenden informieren.[10] Die sensorbasierten PIT wirken sich somit primär auf den Teilprozess *Kontrolle von IK-Hilfsmitteln* aus, da sie für die

8 Vgl. Bettig/Knuth: Prozessdarstellung als Grundlage für die gesundheitsökonomische Betrachtung. In: Bettig u. a. (Hrsg.): Digitalisierung in der Pflege. Auswahl und Einsatz innovativer Pflegetechnologien in der geriatrischen Praxis. 2021, S. 92 ff.

9 Vgl. Klemm/Obser: Auf zu neuen Ufern. In: Altenheim 2/2019, S. 45.

10 Vgl. Strutz u. a.: Innovative Technologien in der Pflege. In: Bettig u. a. (Hrsg.): Digitalisierung in der Pflege. Auswahl und Einsatz innovativer Pflegetechnologien in der geriatrischen Praxis. 2021, S. 74 ff.

Pflegenden die Kontrolle des IK-Hilfsmittels übernehmen und Informationen zur anlassbezogenen Versorgung zur Verfügung stellen.

Erwartungsgemäß wirken sich sensorbasierte PIT vor allem auf Teilprozesse des Messens und Kontrollierens aus (primäre Auswirkung).[11] Umfassende Prozessanalysen schließen Auswirkungen ein, die abgesehen von den primären Auswirkungen von Technologien – am Beispiel von sensorbasierten PIT: Messen, Kontrollieren, Informieren – auf Arbeitsprozesse entstehen. Zu primär nachgeordneten (sekundären) Auswirkungen von innovativen Pflegetechnologien auf weitere Teilprozesse – am Beispiel von sensorbasierten PIT: Vorbereitung, Kommunikation, Mobilisation – liegen in der gegenwärtigen Literatur[12] bereits Hinweise vor.

Definition

Sekundäre Auswirkungen sind den primär erwarteten und erwünschten Auswirkungen von innovativen Pflegetechnologien auf bestimmte Teilprozesse nachgeordnet und entstehen indirekt. Im Gegensatz zur primären Ebene handelt es sich auf sekundärer Ebene um Folgewirkungen, die nicht unmittelbar mit dem Unterstützungsziel der angewandten Technologie in Verbindung stehen. Stattdessen treten sie in der Anwendung bezogen auf weitere, nicht intendierte Teilprozesse und Tätigkeiten auf. Der Begriff „sekundär" kann dabei positive wie negative Technikfolgen umfassen.

Eine systematische Erfassung von sekundären Auswirkungen innovativer Pflegetechnologien auf Teilprozesse in der Pflegepraxis liegt derzeit nicht vor. Dieser Beitrag untersucht daher anhand von sensorbasierten PIT, welche sekundären Auswirkungen auf Teilprozesse von Kernprozessen in der stationären Pflege älterer Menschen auftreten. Die Frage soll vor dem Hintergrund aktueller Forschung, vor allem aber durch die Ergebnisse einer Interviewstudie mit Pflegefachkräften aus den beiden stationären Pflegeeinrichtungen (Langzeitpflegeeinrichtung, geriatrisches Krankenhaus) des PPZ Berlin beantwortet werden. Die Studie fand im Rahmen einer Abschlussarbeit statt und verfolgt das Ziel, erste Erkenntnisse zu

11 Vgl. Daum: Digitalisierung und Technisierung der Pflege in Deutschland. 2017, S. 36. Online: https://www.input-consulting.de/files/inpcon-DATA/download/20170215_Digitalisierung%20und%20Technisierung%20der%20Pflege%20in%20Deutschland_INPUT.pdf [abgerufen am 20.10.2023].

12 Vgl. Daum: Digitalisierung und Technisierung der Pflege in Deutschland. 2017, S. 36 f. Online: https://www.input-consulting.de/files/inpcon-DATA/download/20170215_Digitalisierung%20und%20Technisierung%20der%20Pflege%20in%20Deutschland_INPUT.pdf [abgerufen am 20.10.2023]; Fuchs-Frohnhofen u. a.: Memorandum „Arbeit und Technik 4.0 in der professionellen Pflege". 2018, S. 3 ff.; Rösler u. a.: Digitalisierung in der Pflege. 2018, S. 37. Online: https://docplayer.org/74178729-Digitalisierung-in-der-pflege.html [abgerufen am 20.10.2023]; Strutz u. a.: Innovative Technologien in der Pflege. In: Bettig u. a. (Hrsg.): Digitalisierung in der Pflege. Auswahl und Einsatz innovativer Pflegetechnologien in der geriatrischen Praxis. 2021, S. 87.

sekundären Auswirkungen von sensorbasierten PIT auf Teilprozesse in der Pflegepraxis systematisch zu identifizieren.

2 Grundlagen zu Teilprozessen von Pflegekernprozessen

Mit den Pflegekernprozessen *Förderung von Harnkontinenz, Dekubitusprophylaxe, Sturzprophylaxe, Management von Lauftendenz bei Demenz* und *Vitalzeichenkontrolle am Bett* liegen geeignete Darstellungen für die Forschungsfrage vor. Der zugrunde liegende Prozessbegriff der Pflegekernprozesse ist definiert als die strukturierte Abfolge von Verrichtungen, wobei die Verrichtungen in einem ziel- und sinnorientierten Zusammenhang stehen sowie der Aufgabenerfüllung mit festgelegten Start- und Endpunkten dienen.[13] Übergreifendes Ziel der Pflegekernprozesse ist die Verbesserung des Gesundheitszustands, der Sicherheit und des Wohlbefindens von Pflegeempfangenden. Insgesamt sind die Kernprozesse unternehmensspezifisch und der Pflege zugeordnet, weisen jedoch Schnittstellen zu weiteren Berufsgruppen auf.[14]

In ihrer Struktur sind die Kernprozesse, wie einleitend erwähnt, folgendermaßen verknüpft:

„Hauptprozesse setzen sich aus Teilprozessen zusammen, deren kleinste Einheiten Tätigkeiten sind. Sie können neben hauptprozessspezifischen Teilprozessen auch hauptprozessübergreifende Teilprozesse enthalten.“[15]

Ein wesentlicher Unterschied von Teilprozessen ist folglich, dass sie einem Hauptprozess zuordenbar und hauptprozessspezifisch oder mehreren Hauptprozessen zuordenbar und hauptprozessübergreifend sind.[16]

In den Darstellungen der Pflegekernprozessen zum Zeitpunkt vor einem PIT-Einsatz lassen sich *Einhaltung von Hygienestandards, Vorbereitung, Kommunikation, Patientenbeobachtung, Nachbereitung* und *Dokumentation* als hauptprozessübergreifende Teilprozesse identifizieren. Beispiele für hauptprozessspezifische Teilprozesse der Hauptprozesse sind: *Kontinenztraining (Förderung von Harnkontinenz), Vermeidung von Zuständen, die das Verlassen der sicheren Umgebung begünstigen (Management Lauftendenz bei Demenz), Mobilisation (Dekubitusprophylaxe), Ver-*

13 Vgl. Zapp u. a.: Prozesse in Dienstleistungsunternehmen der Gesundheitswirtschaft. In: Zapp (Hrsg.): Prozessgestaltung im Krankenhaus. 2010, S. 19.

14 Vgl. Bettig/Knuth: Prozessdarstellung als Grundlage für die gesundheitsökonomische Betrachtung. In: Bettig u. a. (Hrsg.): Digitalisierung in der Pflege. Auswahl und Einsatz innovativer Pflegetechnologien in der geriatrischen Praxis. 2021, S. 93.

15 Bettig/Knuth: Prozessdarstellung als Grundlage für die gesundheitsökonomische Betrachtung. In: Bettig u. a. (Hrsg.): Digitalisierung in der Pflege. Auswahl und Einsatz innovativer Pflegetechnologien in der geriatrischen Praxis. 2021, S. 94.

16 Vgl. Bettig/Knuth: Prozessdarstellung als Grundlage für die gesundheitsökonomische Betrachtung. In: Bettig u. a. (Hrsg.): Digitalisierung in der Pflege. Auswahl und Einsatz innovativer Pflegetechnologien in der geriatrischen Praxis. 2021, S. 94.

meidung intrinsisch verursachter sturzgefährdender Situationen (Sturzprophylaxe), Reaktion auf abweichende Werte (Vitalzeichenkontrolle am Bett).[17]

Zentrales Merkmal der Teilprozesse und deren Tätigkeiten ist die Differenzierung in aktive, teilaktive und inaktive Patient*innen. Patient*innen bzw. Pflegeempfangende sind als externer Faktor bei der Prozessanalyse einzubeziehen, da deren Gesundheit und Persönlichkeit einen wesentlichen Einfluss auf Prozessabläufe haben können. Die Haupt- und Teilprozesse werden von Bettig und Knuth für das klinische Setting dargestellt, können aber auch für die Langzeitpflege herangezogen werden.[18] Bewertungen der Veränderungen durch PIT lassen sich durch die Prozessdarstellungen nicht vornehmen.[19]

3 Forschungsstand

Das Fehlen allgemeingültiger Definitionen und Kategorien[20] erschwerte die vorab durchgeführte Literaturrecherche und -analyse zu sensorbasierten PIT in der stationären Pflege. Aufschluss zur Verbreitung von sensorbasierten PIT gibt das Scopingreview von Krick et al., in welchem sich ein internationaler Trend zum Einsatz von Informations- und Kommunikationstechnik, Sensoren und Monitoringtechnologien in der formellen sowie informellen Pflege abzeichnet. Die eingeschlossenen Studien untersuchen Sensoren, die häufig Verhalten, Bewegung, Stürze messen und mit weiteren Geräten wie Pumpen oder Alarmsysteme kombiniert sind.[21] Zur Wirksamkeit von Sensor- und Monitoringtechnologien berichten Huter et al. international von positiven Ergebnissen, aber überwiegend in quasi-experimentellen Studien.[22] Im Scopingreview von Vetter und Cerullo zum tatsächlichen Einsatz von Pflegetechnologien in der ambulanten und stationären Pflege älterer Menschen fällt ebenso auf, dass Prototypenforschung und Pilotstudien überwiegen.[23] Gegenwärtige anwendungsbezogene Forschungsergebnisse

17 Vgl. Bettig/Knuth: Prozessdarstellung als Grundlage für die gesundheitsökonomische Betrachtung. In: Bettig u. a. (Hrsg.): Digitalisierung in der Pflege. Auswahl und Einsatz innovativer Pflegetechnologien in der geriatrischen Praxis. 2021, S. 100 ff.

18 Vgl. Bettig/Knuth: Prozessdarstellung als Grundlage für die gesundheitsökonomische Betrachtung. In: Bettig u. a. (Hrsg.): Digitalisierung in der Pflege. Auswahl und Einsatz innovativer Pflegetechnologien in der geriatrischen Praxis. 2021, S. 98 f.

19 Vgl. Bettig/Knuth: Prozessdarstellung als Grundlage für die gesundheitsökonomische Betrachtung. In: Bettig u. a. (Hrsg.): Digitalisierung in der Pflege. Auswahl und Einsatz innovativer Pflegetechnologien in der geriatrischen Praxis. 2021, S. 109.

20 Vgl. Krick u. a.: Digital technology and nursing care. In: BMC Health Services Research, 400/2019, S. 4; Vetter/Cerullo: Die tatsächliche Nutzung digitaler Assistenzsysteme in der Altenpflege. In: Debora u. a. (Hrsg.): Gute Technik für ein gutes Leben im Alter? 2021, S. 178.

21 Vgl. Krick u. a.: Digital technology and nursing care. In: BMC Health Services Research 400/2019, S. 4 f.

22 Vgl. Huter u. a.: Effectiveness of Digital Technologies to Support Nursing Care. In: Journal of Multidisciplinary Healthcare 13/2020, S. 1917.

23 Vgl. Vetter/Cerullo: Die tatsächliche Nutzung digitaler Assistenzsysteme in der Altenpflege. In: Debora u. a. (Hrsg.): Gute Technik für ein gutes Leben im Alter? 2021, S. 178.

zu sensorbasierten PIT und angrenzenden Pflegeinnovationstechnologien sind daher als erste Ausschnitte von möglichen Auswirkungen in der Pflegepraxis zu werten.[24]

In der durchgeführten Literaturrecherche ließen sich insgesamt mehr anwendungsbezogene Auswirkungen in der langzeitstationäre als akutstationäre Pflege finden. Internationale Fallbeispiele zur Implementierung von innovativen Pflegetechnologien in der stationären Langzeitpflege berichten von in Teilen erheblichen bis hin zu umfassenden Auswirkungen auf Arbeitsprozesse der Pflege.[25] Während Lutze et al. anhand von Beispielen aus Dänemark, den Niederlanden, Kanada und Deutschland Auswirkungen auf wesentliche Bestandteile der Pflege (Assessment, Planung, Informationsauswertung, Kommunikation) feststellen[26], gelangen Dugstad et al. nach vier Jahren Implementierung einer digitalen Monitoringtechnologie in einer stationären Langzeitpflegeeinrichtung zur Erkenntnis, dass der Technikeinsatz eine radikale Innovation und Transformation der Pflege bedeutet, in der sich neue Tätigkeiten und Routinen entwickeln.[27]

An die Erfahrungen von Dugstad et al. angeschlossen, kristallisieren sich neue, technikbezogene Tätigkeiten im Pflegeprozess als eine der sekundären Wirkungen auf den Pflegeprozess heraus. Die technikbezogenen Tätigkeiten im Pflegeprozess werden in den recherchierten Studien für die Vorbereitung, Nutzung und Nachbereitung der Pflegetechnologien geschildert. Eingesetzte PIT sind für die direkte Pflege vorzubereiten (z. B. Sensorstreifen am Inkontinenzprodukt anbringen), regelmäßig zu warten (z. B. laden, reinigen, testen) und hinsichtlich Risiken (z. B. Bewegungsmelder versehentlich zur Wand gedreht, Verlegung von Bewohner*innen in Zimmer ohne installierte Monitoringtechnologie, Reinigungspersonal verlegt Kabel oder klemmt sie ab) zu kontrollieren.[28]

Im Zuge der zusätzlichen technikbezogenen Tätigkeiten wurden bei Dugstad et al. neue Routinen zur Wartung auf täglicher (z. B. Laden), wöchentlicher (z. B. Reinigung) und monatlicher Basis (z. B. Testen) entwickelt. Mit fortschreitender Implementierung begannen außerdem speziell geschultes Pflegepersonal Alarm-

24 Vgl. Melzer u. a.: Digitale Transformation personenbezogener Arbeit – am Beispiel der professionellen Pflege. In: Bamberg u. a. (Hrsg.): Digitale Arbeit gestalten: Herausforderungen der Digitalisierung für die Gestaltung gesunder Arbeit. 2022, S. 155.

25 Vgl. Lutze u. a.: Potenziale einer Pflege 4.0. 2021, S. 104. Online: https://www.bertelsmann-stiftung.de/fileadmin/files/user_upload/Pflege_4.0_final.pdf [abgerufen am 20.10.2023]; Dugstad u. a.: Towards successful digital transformation through co-creation. In: BMC Health Services Research 366/2019, S. 12.

26 Vgl. Lutze u. a.: Potenziale einer Pflege 4.0. 2021, S. 104. Online: https://www.bertelsmann-stiftung.de/fileadmin/files/user_upload/Pflege_4.0_final.pdf [abgerufen am 20.10.2023].

27 Vgl. Dugstad u. a.: Towards successful digital transformation through co-creation. In: BMC Health Services Research 366/2019, S. 12.

28 Vgl. Dugstad u. a.: Towards successful digital transformation through co-creation. In: BMC Health Services Research 366/2019, S. 10 f.; Strutz u. a.: Innovative Technologien in der Pflege. In: Bettig u. a. (Hrsg.): Digitalisierung in der Pflege. Auswahl und Einsatz innovativer Pflegetechnologien in der geriatrischen Praxis. 2021, S. 87.

einstellungen und Patient*innendaten zu verantworten. Da umfassendes Wissen über die einzelnen Bewohner*innen erforderlich ist, obliegt die Verantwortung einer primären Kontaktpflegekraft.[29] In Übereinstimmung mit Hirt et al., die Nutzungsoptionen von technischen Assistenzsystemen bei demenziell Erkrankten untersuchen, bedarf es ausgebildetes Personal und Verantwortlichkeiten für die Vorbereitung, Durchführung und Nachbereitung der Pflegetechnologien.[30]

Umfassendes Wissen über die Pflegeempfangenden und deren Bedürfnisse, Gewohnheiten, Lebens- und Wohnsituation, Akzeptanz, Gesundheit bzw. Krankheit ist auch bei der Auswahl der einzelnen Pflegetechnologie erforderlich.[31] Die Notwendigkeit einer personenbezogenen Technikauswahl zeigt sich u. a. bei Hirt et al. Die Autor*innen beschreiben, dass die Nutzung von technischen Assistenzsystemen individuell an Demenzphasen und -formen ausgerichtet sein sollte und die verschiedenen Fähigkeiten der Personen einschließen sollte. Ausleih- und Erprobungsmöglichkeiten werden als hilfreich empfunden, da Assistenzsysteme nach kurzer Zeit nicht mehr erwünscht oder sinnvoll sein können.[32] Verunsicherung oder Verwirrung der demenziell Erkrankten durch fehlende Technikbezüge oder auftretenden Verhaltensweisen (z. B. Zugänge ziehen) sind als Gründe zu finden.[33] Nicht zuletzt spielen ethische Überlegungen, das Spannungsverhältnis zwischen Sicherheit und Freiheit der Pflegeempfangenden sowie Grenzen von technikgestützter Pflege eine übergreifende Rolle.[34]

29 Vgl. Dugstad u. a.: Towards successful digital transformation through co-creation. In: BMC Health Services Research 366/2019, S. 11.

30 Vgl. Dugstad u. a.: Towards successful digital transformation through co-creation. In: BMC Health Services Research, 366/2019, S. 11; Hirt u. a.: Nutzungsoptionen von technischen Assistenzsystemen für Personen mit Demenz in der Schweiz. In: Zeitschrift für Evidenz, Fortbildung und Qualität im Gesundheitswesen 166/202, S. 73.

31 Vgl. Hirt u. a.: Nutzungsoptionen von technischen Assistenzsystemen für Personen mit Demenz in der Schweiz. In: Zeitschrift für Evidenz, Fortbildung und Qualität im Gesundheitswesen 166/2021, S. 73; Klawunn u. a.: Auswahl und Einführung von Pflegetechnologien in Einrichtungen der Pflegepraxis. In: Bettig u. a. (Hrsg.): Digitalisierung in der Pflege. Auswahl und Einsatz innovativer Pflegetechnologien in der geriatrischen Praxis. 2021, S. 52 f.; Rösler u. a.: Digitalisierung in der Pflege. 2018, S. 38. Online: https://docplayer.org/74178729-Digitalisierung-in-der-pflege.html [abgerufen am 20.10.2023]; Scorna u. a.: Digitale Technik in der Pflege als Generallösung? In: Freier u. a. (Hrsg.): Gegenwart und Zukunft sozialer Dienstleistungsarbeit. Perspektiven Sozialwirtschaft und Sozialmanagement. 2021, S. 307.

32 Vgl. Hirt u. a.: Nutzungsoptionen von technischen Assistenzsystemen für Personen mit Demenz in der Schweiz. In: Zeitschrift für Evidenz, Fortbildung und Qualität im Gesundheitswesen 166/2021, S. 73.

33 Vgl. Klawunn u. a.: Auswahl und Einführung von Pflegetechnologien in Einrichtungen der Pflegepraxis. In: Bettig u. a. (Hrsg.): Digitalisierung in der Pflege. Auswahl und Einsatz innovativer Pflegetechnologien in der geriatrischen Praxis. 2021, S. 53; Scorna u. a.: Digitale Technik in der Pflege als Generallösung? In: Freier u. a. (Hrsg.): Gegenwart und Zukunft sozialer Dienstleistungsarbeit. Perspektiven Sozialwirtschaft und Sozialmanagement. 2021, S. 307.

34 Vgl. Hirt u. a.: Nutzungsoptionen von technischen Assistenzsystemen für Personen mit Demenz in der Schweiz. In: Zeitschrift für Evidenz, Fortbildung und Qualität im Gesundheitswesen 166/2021, S. 74.

Weitere sekundäre Auswirkungen werden in der Kommunikation deutlich. Pflegefachkräfte haben vermehrt die Aufgabe Pflegeempfangende und deren Angehörigen zum Technikeinsatz zu informieren und zu beraten. Sie nehmen durch Aufklärungs- und Vermittlungsarbeit Ängste und Sorgen oder motivieren Pflegeempfangende zum Tragen der Technik.[35] In den Fallbeispielen von Lutze et al. wird die Vermittlungsarbeit, z. B. Dokumentationsdaten für Angehörige verständlich erklären, als aufwendig empfunden. Die Autor*innen stellen jedoch fest, dass die zusätzlichen Informationen der Pflegetechnologien für ein ganzheitliches Bild von den Pflegeempfangenden sorgen und dies sich wiederum positiv auf die Kommunikation mit den Pflegeempfangenden auswirkt.[36]

Mit Blick auf mögliche sekundäre Auswirkungen zeigt sich bei Lutze et al. zudem, dass das jeweilige Endgerät maßgeblich ist. Je nach Endgerät resultiert eine engere Ausrichtung der Pflege hin zum Pflegeempfangenden (mobiles Endgerät) oder ggf. eine Unterbrechung des Arbeitsablaufs (stationäres Endgerät). Wobei Unterbrechungen zu weniger Kontaktpunkten mit Pflegeempfangenden führen können.[37] Unterbrechungen der Arbeitsabläufe identifizieren Sebastião et al. als wesentlichen Grund für die Nicht-Nutzung eines Alarmsystems zur Überwachung von Vitalparametern im Krankenhaus. Die Alarme bewirken in der Studie der Autor*innen zum einen Gesprächsunterbrechungen und Konzentrationsstörungen. Zum anderen können die Pflegekräfte je nach Situation nicht auf alle Alarme reagieren oder priorisieren Tätigkeiten anders als das System.[38]

Ob sensorbasierte PIT weniger oder mehr Zeit mit und an Pflegeempfangenden bewirken, lässt sich aus den Studien nicht schlussfolgern. In den Fallbeispielen von Lutze et al. bewirkt die Verfügbarkeit von Informationen der eingesetzten Sensoriksysteme auf primärer Ebene eine anlassbezogene Pflege. Auf sekundärer Ebene verringern sich Laufwege für Pflegefachkräfte und es wurde möglich, in der Zwischenzeit anderen Tätigkeiten nachzugehen. In den ausländischen Fallbeispielen kommt die freigewordene Zwischenzeit häufig den Pflegeempfangenden zugute.[39] Ähnliche Ergebnisse schildern Scorna et al., wonach die eingesparte Zeit durch digitale Assistenzsysteme für die zwischenmenschliche Beziehung eingesetzt wird.[40]

35 Vgl. Dugstad u. a.: Towards successful digital transformation through co-creation. In: BMC Health Services Research 366/2019, S. 10 f.; Hülsken-Giesler u. a.: Tracking-Systeme bei Menschen mit Demenz in der stationären Langzeitpflege. In: Pflege 6/2019, S. 359; Rösler, u. a.: Digitalisierung in der Pflege. 2018, S. 38. Online: https://docplayer.org/74178729-Digitalisierung-in-der-pflege.html [abgerufen am 20.10.2023].

36 Vgl. Lutze u. a.: Potenziale einer Pflege 4.0. 2021, S. 108 f. Online: https://www.bertelsmann-stiftung.de/fileadmin/files/user_upload/Pflege_4.0_final.pdf [abgerufen am 20.10.2023].

37 Vgl. Lutze u. a.: Potenziale einer Pflege 4.0. 2021, S. 104 f. Online: https://www.bertelsmann-stiftung.de/fileadmin/files/user_upload/Pflege_4.0_final.pdf [abgerufen am 20.10.2023].

38 Vgl. Sebastião u. a.: „In den Müll?!“ – Ursachenforschung zur Nicht-Nutzung technischer Innovationen in der stationären Pflege. In: Gesundheitswesen 83/2021, S. 621.

39 Vgl. Lutze u. a.: Potenziale einer Pflege 4.0. 2021, S. 105 ff. Online: https://www.bertelsmann-stiftung.de/fileadmin/files/user_upload/Pflege_4.0_final.pdf [abgerufen am 20.10.2023].

40 Vgl. Scorna u. a.: Digitale Assistenzsysteme in der Altenpflege – Fluch oder Segen? In: Onnen u. a. (Hrsg.): Organisationen in Zeiten der Digitalisierung. 2022, S. 216.

Dem gegenüber stehen Erfahrungen wie die genannten Unterbrechungen oder auch die Alarme selbst, die zum Teil als störend oder zu laut wahrgenommen werden sowie bei einem Fehlalarm zusätzliche Laufwege für Pflegende bewirken.[41]

Mit Blick auf die Entscheidungsfindung im Pflegeprozess wirken sich die Pflegetechnologien in den einbezogenen Studien unterschiedlich aus. Weitestgehend Einigkeit besteht in den einbezogenen Studien bei der situativen Entscheidungsfindung. Durch zusätzliche, von sensorbasierten Systemen gemessene Daten können Abweichungen früher erkannt und schneller sowie bedarfsgerechter darauf reagiert werden.[42] Dazu gehören Erfahrungen mit Sensoren zur Sturzerkennung und globaler Positionsbestimmungssysteme (GPS) bei Weglauftendenzen, die nächtliche Kontrollgänge und Suchaktionen reduzieren.[43] Genauso kann z. B. bei der Erfassung von Vitalparametern und Auffälligkeiten, neben der Notwendigkeit einer pflegerischen Reaktion, auch ersichtlich werden, ob eine ärztliche Reaktion erforderlich ist.[44] Daran angeschlossen zeigt sich in den internationalen Beispielen von Lutze et al. eine verbesserte interprofessionelle Zusammenarbeit, da gemeinsame Daten verfügbar sind. Auch fallen in den internationalen Fallbeispielen Visiten mit Ärzt*innen kürzer aus.[45]

Widersprüchliche Studienergebnisse z. B. zur Frage, ob sich Informationssoftware bzw. Alarmsysteme auf die fachliche Bewertung und Priorisierung von pflegerischen Tätigkeiten auswirken,[46] erklären Melzer et al. u. a. damit, dass der Einsatz von digitalen Technologien mit einem komplexen Veränderungsprozess und zahlreichen Einflussfaktoren einhergeht.[47] Strutz et al. schlussfolgern zur Implementierung von sensorbasierten PIT daher, dass zunächst viele Prozesse bei der

41 Vgl. Lutze u. a.: Potenziale einer Pflege 4.0. 2021, S. 107. Online: https://www.bertelsmann-stiftung.de/fileadmin/files/user_upload/Pflege_4.0_final.pdf [abgerufen am 20.10.2023]; Sebastião u. a.: „In den Müll?!" – Ursachenforschung zur Nicht-Nutzung technischer Innovationen in der stationären Pflege. In: Gesundheitswesen 83/2021, S. 621.

42 Vgl. Lutze u. a.: Potenziale einer Pflege 4.0. 2021, S. 105 ff. Online: https://www.bertelsmann-stiftung.de/fileadmin/files/user_upload/Pflege_4.0_final.pdf [abgerufen am 20.10.2023]; Rösler u. a.: Digitalisierung in der Pflege. 2018, S. 33. Online: https://docplayer.org/74178729-Digitalisierung-in-der-pflege.html [abgerufen am 20.10.2023]; Scorna u. a.: Digitale Technik in der Pflege als Generallösung? In: Freier u. a. (Hrsg.): Gegenwart und Zukunft sozialer Dienstleistungsarbeit. Perspektiven Sozialwirtschaft und Sozialmanagement. 2021, S. 306.

43 Vgl. Scorna u. a.: Digitale Assistenzsysteme in der Altenpflege – Fluch oder Segen? In: Onnen u. a. (Hrsg.): Organisationen in Zeiten der Digitalisierung. 2022, S. 216.

44 Vgl. Rösler u. a.: Digitalisierung in der Pflege. 2018, S. 33. Online: https://docplayer.org/74178729-Digitalisierung-in-der-pflege.html [abgerufen am 20.10.2023].

45 Vgl. Lutze u. a.: Potenziale einer Pflege 4.0. 2021, S. 109. Online: https://www.bertelsmann-stiftung.de/fileadmin/files/user_upload/Pflege_4.0_final.pdf [abgerufen am 20.10.2023].

46 Vgl. Lutze u. a.: Potenziale einer Pflege 4.0. 2021, S. 108. Online: https://www.bertelsmann-stiftung.de/fileadmin/files/user_upload/Pflege_4.0_final.pdf [abgerufen am 20.10.2023]; Sebastião u. a.: „In den Müll?!" – Ursachenforschung zur Nicht-Nutzung technischer Innovationen in der stationären Pflege. In: Gesundheitswesen 83/2021, S. 621.

47 Vgl. Melzer u. a.: Digitale Transformation personenbezogener Arbeit. In: Bamberg u. a. (Hrsg.): Digitale Arbeit gestalten: Herausforderungen der Digitalisierung für die Gestaltung gesunder Arbeit. 2022, S. 155.

Nutzung innovativer Pflegetechnologien zu erlernen sind. Weiter ist wichtig, dass Schulungs- und Änderungsprozesse schrittweise stattfinden. Dabei sind Bedürfnisse von Pflegeempfangenden zentral und alle Beteiligten der Versorgung einzubeziehen sowie zu motivieren.[48]

4 Methodisches Vorgehen

Um an den Untersuchungsgegenstand angemessen heranzutreten, wurde ein qualitatives Forschungsdesign gewählt. Für die Datenerhebung sind qualitative, leitfadengestützte Interviews mit Expert*innen zielführend, da diese als *„eine verbreitete, ausdifferenzierte und methodologisch vergleichsweise gut ausgearbeitete Methode"*[49] gelten. Der Status der Befragten als Expert*innen ist zentral, da die Forschungsfrage Fakten- und Erfahrungswissen zu Kernprozessen in der stationären Pflege voraussetzt.[50] Die zu untersuchenden Pflegekernprozesse beinhalten pflegerische Aufgaben, die nach § 4 Abs. 1 Pflegeberufegesetz (PflBG) beruflich Personen mit einer Erlaubnis zum Tragen der Berufsbezeichnung „Pflegefachfrau" oder „Pflegefachmann" vorbehalten sind. Folglich wurden Personen als Expert*innen in die Studie eingeschlossen, die durch ihre abgeschlossene Berufsausbildung als Pflegefachfrau bzw. -mann gelten oder über eine Berufsbezeichnung mit ähnlichem Ausbildungsniveau vor in Kraft treten des PflBG verfügen. Weitere Einschlusskriterien für die Befragung sind praktische Erfahrungen mit mindestens einer sensorbasierten PIT in einer der Praxiseinrichtung des PPZ Berlin und Volljährigkeit.

Orientiert an Helfferich wurde ein halbstandardisierter Leitfaden entwickelt, wobei die Leitfragen als Gedächtnisstütze dienen.[51] Die Leitfragen wurden neu auf der Basis der Pflegekernprozesse von Bettig und Knuth[52] gebildet sowie mit Betreuenden der Abschlussarbeit besprochen. Im Anschluss durchlief der Leitfaden einen Pretest mit einer Pflegefachkraft. Der Pretest zeigte, dass eine Einteilung in primäre und sekundäre Auswirkungen in der Befragung nur schwer verständlich ist. Die Autorin entschloss sich daher, erst in der Analyse nach primären und sekundären Auswirkungen zu unterscheiden. Der finale Interviewleitfaden umfasst Fragen zu Auswirkungen von sensorbasierten PIT auf Teilprozesse von Pflegekernprozessen, externen Faktoren sowie Chancen und Herausforderungen.

48 Vgl. Strutz u. a.: Innovative Technologien in der Pflege. In: Bettig u. a. (Hrsg.): Digitalisierung in der Pflege. Auswahl und Einsatz innovativer Pflegetechnologien in der geriatrischen Praxis. 2021, S. 88 f.

49 Helfferich: Leitfaden- und Experteninterviews. In: Baur/Blasius (Hrsg.): Handbuch Methoden der empirischen Sozialforschung. 2019, S. 669.

50 Vgl. Helfferich: Leitfaden- und Experteninterviews. In: Baur/Blasius (Hrsg.): Handbuch Methoden der empirischen Sozialforschung. 2019, S. 671.

51 Vgl. Helfferich: Leitfaden- und Experteninterviews. In: Baur/Blasius (Hrsg.): Handbuch Methoden der empirischen Sozialforschung. 2019, S. 675.

52 Vgl. Bettig/Knuth: Prozessdarstellung als Grundlage für die gesundheitsökonomische Betrachtung. In: Bettig u. a. (Hrsg.): Digitalisierung in der Pflege. Auswahl und Einsatz innovativer Pflegetechnologien in der geriatrischen Praxis. 2021, S. 91 ff.

Der Zugang zu potenziellen Interviewpartner*innen aus den Praxiseinrichtungen des PPZ Berlin erfolgte über eine Projektmitarbeitende der ASH Berlin. Die Interviewteilnahme war freiwillig. Im Sinne einer aufgeklärten Teilnahme erhielten die Interviewpartner*innen vor der Interviewdurchführung eine schriftliche und mündliche Studieninformation zu Inhalt, Teilnahmebedingungen und Datenschutz. Zudem wurde eine schriftliche Einverständniserklärung zur Studienteilnahme, Tonaufzeichnung des Interviews und Datenverarbeitung von den Teilnehmenden eingeholt. Der Studie lag kein Ethikvotum zugrunde, da Erwachsene (> 18 Jahre) als Expert*innen zu pflegeprozessbezogenen Themen befragt und keine sensiblen Daten erhoben wurden. Die Datenerhebung erfolgte einmalig und anonym. Für ein ethisches Vorgehen wurde der Ethik-Kodex der Deutschen Gesellschaft für Soziologie und dem Berufsverband Deutsche Soziolog*innen[53] herangezogen.

Die Anzahl der potenziellen Studienteilnehmenden war aufgrund geringer personeller Ressourcen in den Praxiseinrichtungen stark limitiert. Die Eingrenzung auf Interviewpartner*innen aus den Praxiseinrichtungen des PPZ Berlin wurde aus Gründen der Vergleichbarkeit beibehalten. Auch waren die praktischen Erfahrungen mit den sensorbasierten PIT und der Beruf als Pflegefachkraft unerlässlich, um geeignete Fälle für die Forschungsfrage einzuschließen.[54]

Die Interviews fanden als Face-to-Face-Interviews in den Praxiseinrichtungen statt. Die Tonaufnahmen der Interviews wurden vollständig nach dem einfachen Transkriptionssystem von Dresing und Pehl verschriftlicht.[55] Die Datenauswertung erfolgte in Anlehnung an die qualitative Inhaltsanalyse (QIA) nach Kuckartz in MAXQDA 2022.[56] Die QIA bietet sich als kategoriengeleitetes Verfahren bei leitfadengestützten Expert*inneninterviews an.[57] Das Vorgehen nach der inhaltlich-strukturierenden QIA ermöglicht es, die inhaltlichen Aspekte zu sekundären Auswirkungen von sensorbasierten PIT auf die Teilprozesse der Pflegekernprozesse am Datenmaterial zu identifizieren, konkretisieren und systematisch zu beschreiben.[58] Orientiert am Ablaufschema von Kuckartz kam ein mehrstufiges Verfahren der deduktiv-induktiven Kategorienbildung und Codierung zur Anwendung. Der Ablauf des Analyseprozesses umfasste insgesamt sieben Phasen. In allen Analysephasen stand der ständige Rückbezug auf das Forschungsthema im Mittelpunkt.[59]

53 Vgl. Ethik-Kodex der Deutschen Gesellschaft für Soziologie (DGS) und des Berufsverbandes Deutscher Soziologinnen und Soziologen (BDS). 2017, S. 1 ff. Online: https://soziologie.de/fileadmin/user_upload/dokumente/Ethik-Kodex_2017-06-10.pdf [abgerufen am: 28.2.2022].

54 Vgl. Lamnek/Krell: Qualitative Sozialforschung. 2016, S. 249.

55 Vgl. Dresing/Pehl: Praxisbuch Interview, Transkription & Analyse. 2018, S. 21 ff.

56 Vgl. Kuckartz: Qualitative Inhaltsanalyse. 2018, S. 163 ff.

57 Vgl. Bogner u. a.: Auswertungsverfahren für Experteninterviews. In: Bogner u. a. (Hrsg.): Interviews mit Experten: Eine praxisorientierte Einführung. 2014, S. 73.

58 Vgl. Schreier: Varianten qualitativer Inhaltsanalyse: Ein Wegweiser im Dickicht der Begrifflichkeiten. In: Forum Qualitative Sozialforschung 15/2014, S. 5.

59 Vgl. Kuckartz: Qualitative Inhaltsanalyse. 2018, S. 97 ff.

5 Ergebnisse

Im Zeitraum vom 01.05.2022 bis 31.05.2022 ließen sich neun Interviewpartner*innen aus zwei Praxiseinrichtungen des PPZ Berlin gewinnen (Stationäre Langzeitpflegeeinrichtung n = 4, Geriatrisches Krankenhaus n = 5). Die Befragten B1, B2, B3, B9 der stationären Langzeitpflegeeinrichtung und die Befragten B4, B5, B6, B7, B8 des geriatrischen Krankenhauses unterscheiden sich in Alter, Geschlecht und Zusatzqualifikation. Zum Zeitpunkt der Erhebung nutzen die Befragten die im ersten Kapitel genannten sensorbasierten PIT (vgl. Tab. 1) etwa drei bis vier Monate.

Hinweis

Für eine eindeutige Zuordnung der Ergebnisse zum jeweiligen Setting werden fortlaufend Pflegeempfangende der stationären Langzeitpflegeeinrichtung „Bewohner*innen" und des geriatrischen Krankenhauses „Patient*innen" genannt.

5.1 Ausmaß der Auswirkungen zum Erhebungszeitpunkt

Als erste Reaktion auf die Leitfragen äußerten die Pflegefachkräfte beider Settings mehrheitlich, dass sich insgesamt nur wenig durch die eingesetzten PIT im Pflegealltag verändert hat. Insbesondere in der stationären Langzeitpflegeeinrichtung sind sich nahezu alle einig: „*Im Wesentlichen hat sich nichts verändert*" (B1: 61). Als Gründe für die geringen Veränderungen in der stationären Langzeitpflegeeinrichtung lassen sich eine eingeschränkte Funktionsfähigkeit der PIT durch fehlendes, instabiles Internet sowie die fortbestehende Arbeitsroutinen identifizieren. Beides trägt dazu bei, dass künftige Auswirkungen auf die Pflegeprozesse eher schwer eingeschätzt werden können und erst nach einer langen, mit viel Arbeit verbundenen Zeit vermutet werden: „*[Die] bestehenden Pflegeprozesse, die sind halt drin. Die sind tief verwurzelt. Das wird auch noch sehr lange dauern bis man daran wirklich rütteln kann. [...] Da sind wir in der Arbeitsroutine. Die rauszubekommen. Die Technik da wirklich mit reinzubekommen. Das wird auch noch sehr lange dauern*" (B1: 336-339). Es finden sich aber auch gegenläufige Einschätzungen wie von B9. Aus Sicht von B9 muss zum einen in der Einführungsphase der PIT immer wieder nachgelesen werden, wie die jeweiligen PIT funktionieren, zum anderen ist der Kernprozess zur Förderung von Harnkontinenz ein Beispiel für an PIT angepasste Arbeitsabläufe.

Im Vergleich zur stationären Langzeitpflegeeinrichtung funktioniert die PIT im geriatrischen Krankenhaus weitestgehend gut und wird nach Angaben der Befragten gerne genutzt. Die Mehrheit der Befragten benennen zudem primäre sowie zum Teil sekundäre Auswirkungen der PIT und teilen deren Erwartungen an künftige Auswirkungen mit. Trotz positiver Erfahrungen gibt es auch kritische

Stimmen, die den PIT-Einsatz einordnen und grundsätzliche Überlegungen zum Technikeinsatz anstellen: *„[Die] Pflegefachkraft ist an vielen Stellen einfach nicht zu ersetzen. Und solche Systeme sollten nur unterstützen, aber man sollte sich gut überlegen, was ich unterstütze. Unterstütze ich das Unterlassen mit diesem System oder unterstütze ich jetzt wirklich die Pflegekraft und den Patienten“* (B8: 481-485).

5.2 Sekundäre Auswirkungen auf hauptprozessübergreifende Teilprozesse

Obwohl sich die Erfahrungen der Pflegefachkräfte teilweise stark unterscheiden, werden ähnliche hauptprozessübergreifende Teilprozesse und darauf bezogene sekundäre Auswirkungen in beiden Einrichtungen thematisiert. Auffällig sind die Beschreibungen zu vor- und nachbereitenden Teilprozessen sowie Teilprozessen, die in direktem Kontakt mit Pflegeempfangenden stehen (Kommunikation, Patientenbeobachtung).

Vor- und Nachbereitung

In der stationären Langzeitpflege kommen vor- und nachbereitende Tätigkeiten bezogen auf die PIT, wie die Anbringung, regelmäßiges Laden und Instandhaltung zu den bestehenden pflegerischen Tätigkeiten hinzu. Die Vor- und Nachbereitung aller PIT verlangen in der stationären Langzeitpflegeeinrichtung, dass sich eine Pflegefachkraft den technikbezogenen Tätigkeiten widmet. Während manche PIT einmalig je Zimmer angebracht werden, sticht die Sensorlösung am IKP als besonders vorbereitungsintensiv hervor. B2 beschreibt, dass sich das Bekleben des IK-Materials mit dem Inkontinenzsensor nicht in den Pflegealltag integrieren lässt und der direkten Pflege vorgelagert sein muss:

„Ich gehe hier jetzt wieder auf den Kontinenzsensor, weil mir das da extrem auffällt. Ich muss ja vor jedes IKP muss ich das ja bekleben mit diesem Streifen, wo dann dieser (Plug?) daran geklemmt wird, der dann [Informationen] übermittelt. [...] Und so muss ich JEDES [IK-PRODUKT] einzeln mit diesem Streifen kleben. Das fällt natürlich schon auf. Also ich muss da schon vorbereiten. [...] Dann in der Versorgung, wenn man das vorbereitete Material hat, dann ist das überhaupt kein Problem. [...] Aber dieses Kleben. Das schaffe ich nicht in einer aktuellen tätigen Pflege“ (B2: 144-158).

Aus den Interviews geht für beide Einrichtungen hervor, dass sich an die PIT-verbundene Vorbereitung, Instandhaltung und Nachbereitung zunächst gewöhnt werden muss. Im Gegensatz zur stationären Langzeitpflegeeinrichtung wird im geriatrischen Krankenhaus der PIT-bezogene Vor- und Nachbereitungsaufwand mit ein wenig Erfahrung als *„nicht dramatisch“* (B5: 293) eingestuft. Wenn auch an anderer Stelle eine größere Abhängigkeit von der IT-Abteilung des geriatrischen Krankenhauses benannt wird und sich z. B. der Beschaffungsprozess von Ersatzteilen der PIT komplizierter gestaltet als bei manuellen Geräten.

Am Beispiel des geriatrischen Krankenhauses wird zudem deutlich, dass je nach Eigenschaft der PIT sich vorbereitende Tätigkeiten der Pflegekernprozesse zusammenfassen lassen können. Im Falle der PIT zur Vitalzeichenkontrolle handelt es sich um ein rollendes System, welches mehrere Funktionen integriert. Die sonst anfallende Suche nach einzelnen Gerätschaften entfällt. Im Zuge dessen werden Tätigkeiten wie verschiedene Geräte und Materialien holen oder wegbringen, als vereinfacht wahrgenommen.

Im geriatrischen Krankenhaus wird außerdem angemerkt, dass mit der fortschreitenden Digitalisierung die Visiten und Anordnungen der Ärzt*innen nicht mehr ausschließlich nach festgelegten Uhrzeiten geschieht. Der Wegfall fester Zeiten hat zur Folge, dass Anordnungen nicht mehr direkt an Pflegefachkräfte kommuniziert werden. Mittlerweile und durch den PIT-Einsatz wird eine Verstärkung dessen erwartet, ist es möglich, *„jeden Tag 24 Stunden am Tag immer irgendwelche Anordnungen [zu] machen. Und [die Pflegefachkraft] ist natürlich permanent, mehr oder weniger, hinterher zu gucken: ‚Hat [der Arzt] was geändert? Was hat er geändert? Muss ich sofort reagieren oder nicht.‘* [...] *Der Pflegekraft fällt das irgendwann auf und arbeitet es irgendwann ab. Immer in der Hoffnung, dass zwischendurch nicht schon wieder etwas Neues kam“* (B5: 588-596).

Die Vorbereitung erfährt nicht zuletzt durch Aussagen zur Risikoeinschätzung und Maßnahmenplanung als zentrale pflegerische Tätigkeiten eine besondere Aufmerksamkeit. In beiden Einrichtungen wird betont, dass PIT die Risikoeinschätzung der Pflegefachkräfte beeinflussen und unterstützend wirken können. Die Pflegefachkräfte sind sich jedoch einig, derzeit und künftig eine individuellere und gesamtheitlichere Einschätzung als PIT zu haben.

Bei der Maßnahmenplanung werden in beiden Pflegesettings keine Auswirkungen durch die PIT wahrgenommen. In der stationären Langzeitpflege wird als ein Grund die fehlende Anerkennung der Technologien durch den Medizinischen Dienst der Krankenversicherung genannt. Anhand der Ausführungen zur Maßnahmenplanung, ähnlich zu Ergebnissen weiterer Teilprozesse (z. B. Kommunikation), wird deutlich, dass PIT als weitere Hilfsmittel zu bereits bestehenden Hilfsmitteln begriffen werden. Auch bei dieser Art des Hilfsmittels ist es wichtig abzuwägen, bei welchen Pflegeempfangenden die jeweiligen PIT eine sinnvolle Maßnahme darstellen. Nach B9 können Pflegefachkräfte aufgrund bewohnerindividuellen Faktoren nicht pauschal davon ausgehen, dass PIT das Erreichen eines Pflegeziels unterstützen.

Kommunikation und Patientenbeobachtung

Die meisten Befragten stellen zwar keine großen Auswirkungen auf die Kommunikation im Unterschied zum Pflegealltag ohne PIT fest. Insgesamt ließen sich jedoch viele kleine Veränderungen und neue Tätigkeiten in der Kommunikation finden. In der stationären Langzeitpflegeeinrichtung kommen hauptsächlich das Informieren, Einverständnisse einholen und Beraten der Bewohner*innen sowie deren Angehörigen oder Betreuer*innen bezogen auf die PIT hinzu. Die Pflegefachkräfte leisten darüber hinaus Überzeugungs- und Aufklärungsarbeit bei den Bewohner*innen und versuchen sie zu motivieren, wenn es in der Vergangenheit negative Erfahrungen gab oder sie wenig begeistert von *„[n]och mehr Technik“* (B9: 166) sind. Besonders die Beratung von Angehörigen der Bewohner*innen nimmt einen besonderen Stellenwert ein. Sobald etwaige Bedenken der Angehörige zu Risiken (z. B. neue Sturzquellen, Kompatibilität mit bestehenden technischen Geräten oder Überwachung durch Kameras) gelöst wurden und die Vorteile der PIT für die Bewohner*innen deutlich werden, stimmen die Angehörigen nach den Erfahrungen von B9 häufig dem PIT-Einsatz zu.

Zusammengefasst bleiben die Informations- und Beratungsgespräche laut den Befragten in der stationären Langzeitpflegeeinrichtung gleich und verändern sich ausschließlich dadurch, dass mit PIT *„einfach nur ein Hilfsmittel mit dazu“* (B9: 190-191) kommt. Im geriatrischen Krankenhaus wird die Sicht geteilt, dass mit PIT lediglich ein weiteres Hilfsmittel zur Abstimmung mit den Patient*innen hinzugekommen ist. Wie bei anderen Hilfsmitteln auch, wird den Patient*innen vorab und währenddessen erklärt, welche pflegerischen Tätigkeiten mit der PIT ausgeführt werden.

Die PIT zur Vitalzeichenkontrolle im geriatrischen Krankenhaus hat darüber hinaus den Effekt, dass durch die direkte Messung, Erhebung und Übertragung von Vitalwerten am Patient*innenbett und eingesparte Laufwege Zeit für Gespräche frei werden: *„Während ich […] die Vitalzeichen erhebe, kann ich mich mit dem Patienten noch unterhalten ohne dann erst gehetzt an den PC zu rennen und die Werte einzutragen. Weil das passiert zeitnah“* (B8: 31-33).

Zur Patientenbeobachtung schildern die Pflegefachkräfte in beiden Pflegesettings überwiegend, dass durch die Daten der PIT Informationen ergänzend hinzukommen. Es besteht die Möglichkeit, dass nicht augenscheinliche Aspekte durch die PIT sichtbar werden. Auch in diesem Teilprozess wird die Beeinflussung von PIT als gering eingeschätzt. Im geriatrischen Krankenhaus beschreibt B4 in Übereinstimmung mit den Schilderungen aus der stationären Langzeitpflege, dass PIT kein Hintergrundwissen über die Patient*innen weitergeben und nicht berücksichtigen, *„ob der Patient sich gerade aufgerichtet hat und deshalb der Blutdruck so hoch ist oder halt nicht. Also da sieht man halt einfach nur die Datenlage und nichts anderes im Hintergrund“* (B4: 143-145). Weiter kommt es in der Patientenbeobachtung auf Kleinigkeiten wie einen Händedruck an. B5 erklärt: *„Die [Kleinigkeiten] kann man eigentlich auch kaum messen. Das ist einfach wahrnehmen und sehen“* (B5: 604-605).

5.3 Sekundäre Auswirkungen auf hauptprozessspezifische Teilprozesse

Die Pflegefachkräfte beschreiben sekundäre Auswirkungen auf Teilprozesse, die spezifisch für die fünf untersuchten Kernprozesse sind. Hierzu liegen gegenüber den sekundären Auswirkungen auf hauptprozessübergreifenden Teilprozessen weniger Befunde vor. Da sich die Erfahrungen zu hauptprozessspezifische Teilprozessen durch die unterschiedlichen sensorbasierten PIT je Einrichtung unterscheiden, werden die nachfolgenden Ergebnisse einrichtungsbezogen dargestellt.

Förderung von Harnkontinenz und Dekubitusprophylaxe (Langzeitpflegeeinrichtung)

Die Pflegefachkräfte der stationären Langzeitpflege schildern PIT-Auswirkungen auf die Versorgung, Kontrolle und Reinigung der IK-Hilfsmittel im Kernprozess zur Förderung von Harnkontinenz. Das sonst ausgelagerte Waschen der IK-Materialien muss bei den Materialien der Kontinenz-PIT vor Ort vorgenommen werden und zieht zusätzliche Tätigkeiten nach sich. Die gesonderte Reinigung führt auch dazu, dass die Materialien *„ständig in der Wäsche“* (B1: 36) sind. Die Anzahl der PIT reicht nach B1 nicht aus, um eine ununterbrochene Versorgung mit der PIT zu gewährleisten.

PIT-Materialien, die z. B. regelmäßig gewaschen werden, müssen auch ihren Weg zurück in die jeweiligen Bewohner*innenzimmer finden. In einem Dreischichtsystem mit unterschiedlichem Personal stellt dies zum Teil eine herausfordernde und zeitintensive Aufgabe dar. Anhand der intelligenten Matratzenauflage wird diese wie folgt beschrieben: *„Alleine das ist EIN System, das super viel Zeit kostet. Waschmaschine rein, Waschmaschine raus. Und dann dem Bewohner zuordnen. Und das in einem Dreischichtsystem mit [...] verschiedenen Pflegepersonen. Schwierig. Aktuell haben wir fünf Bewohner damit ausgestattet. Jeweils zwei Matten haben die. Also schwirren hier zehn Matten rum und ich gehe jede Woche einmal auf die Suche nach diesen Matten“* (B9: 56-67). Befinden sich die PIT an bzw. unter den Bewohner*innen muss zudem deren Position kontinuierlich überprüft und gegebenenfalls angepasst werden, damit keine Druckstellen entstehen.

Sturzprophylaxe und Management von Lauftendenz bei Demenz (Langzeitpflegeeinrichtung)

Bei der Sturzprophylaxe spielen größtenteils Teilprozesse eine Rolle, die für eine sichere, angemessene Umgebung der Bewohner*innen in der Langzeitpflege sorgen und sie in deren Mobilität unterstützen. Diese Teilprozesse werden nach Einschätzung der Befragten in Zukunft weiter bestehen und trotz der PIT benötigt werden. Gemeint sind festes Schuhwerk, Stoppersocken, Sturzmatten und Niedrigbetten. PIT zur Sturzprophylaxe können in der Liste schützender Hilfsmittel beachtet werden, sodass die Pflegefachkräfte *„alles mögliche beraten und ausprobiert“* (B2: 285) haben. Letztlich stoßen die Pflegefachkräfte auch mit PIT an eine Grenze, denn es ist zu bedenken: *„Jeder hat das Recht zu stürzen“* (B2: 282).

Abgesehen von den primären Wirkungen der PIT und einer schnelleren Reaktion auf einen Aufstehversuch oder Sturz werden keine weiteren Auswirkungen wahrgenommen. Die Einschätzung in der stationären Pflegeeinrichtung ist: *„[Die] Sturzprophylaxen an sich werden […] sich jetzt nicht im Großen und Ganzen verändern“* (B3: 273-274).

Ähnlich zur Sturzprophylaxe lassen sich im Gespräch mit den Pflegefachkräften keine bis wenige sekundären Auswirkungen beim Management von Lauftendenzen feststellen. Primär entfällt durch die PIT für Lauftendenzen die ständige Kontrolle des Standorts von desorientierten Bewohner*innen. Sekundär führt die vorhandene Standortinformation zur Sicherheit der Pflegefachkräfte, Bewohner*innen nicht suchen zu müssen.

Teilprozesse der Vitalzeichenkontrolle am Bett (Geriatrisches Krankenhaus)

Mehrheitlich machen die Pflegefachkräfte im geriatrischen Krankenhaus beim Einsatz der PIT zur Vitalzeichenmessung die Erfahrung, die erhobenen Messwerte nachkontrollieren zu müssen. Eine Nachkontrolle war besonders dann erforderlich, wenn Patient*innen Symptome wie z. B. eine Durchblutungsstörung oder einen arrhythmischen Puls aufweisen: *„Da habe ich sehr oft die Erfahrung gemacht […], dass dann einfach die Werte verfälscht sind. Also man hat keinen richtigen, realen Wert quasi, den man nehmen kann“* (B4: 43-45). Die Gründe für die unterschiedlichen Ergebnisse zwischen der manuellen und digitalen Messung mit der sensorbasierten PIT sind nicht immer klar, sodass bspw. B7 *„sicherheitshalber manuell nach[misst]“* (B7: 75-76).

Wie in Kapitel 5.1 geschildert, empfinden die Pflegefachkräfte im geriatrischen Krankenhaus die PIT als hilfreich. Weiter führen sie aus, dass die PIT lediglich ein Hilfsmittel zum Messen darstellt. Die weiteren Teilprozesse zur Beurteilung und Reaktion auf Messwerte sowie die damit verbundenen Tätigkeiten, besonders die Informationsweitergabe an ärztliches Fachpersonal, sind aktuell und künftig von den Pflegefachkräften selbst und wie ohne PIT handzuhaben.

Die begrenzte Anzahl der sensorbasierten PIT erfordert, dass die Pflegefachkräfte die Nutzung absprechen. Auch werden standardisierte Abläufe nach den Nutzungsmöglichkeiten der PIT ausgerichtet, sodass die PIT in jedem Fall genutzt werden kann. Das hat vereinzelt zur Folge, dass lieber auf die PIT gewartet wird, als manuell zu messen oder die Arbeit vor Dienstbeginn aufgenommen wird. B7 beschreibt, wie der frühere Arbeitsbeginn in der Frühschicht die Nachtruhe der Patient*innen stört.

Im Zuge der zahlreichen Nutzungen der PIT stellt B5 fest, dass es für die Pflegefachkräfte bereits nach kurzer Zeit ungewohnt ist, Vitalwerte manuell zu messen. Es entsteht der Eindruck, dass sich durch die eingesetzte PIT weniger mit abweichenden Werten auseinandergesetzt wird und weniger pflegerische Interventionen folgen. Die Pflegefachkraft B8 sieht mögliche Gründe für die geringere

Beurteilung und Reaktion auf Messwerte in der Denkweise „*Hauptsache ich habe gemessen*“ (B8: 38). Im Gegensatz zum manuellen Messgerät lassen sich Werte der PIT zudem schnell wegklicken.

5.4 Individuelle und institutionelle Faktoren

In den Beschreibungen der Pflegefachkräfte stechen immer wieder individuelle und institutionelle Faktoren hervor, die den Einsatz von PIT und dessen sekundären Auswirkungen bestimmen. Meist handelt es sich um individuelle Faktoren, die die Pflegeempfangenden betreffen. Gefühle, Bedürfnisse, Erfahrungen, Biografie, Lebens- bzw. Wohnumstände, bestehende Technik und Erkrankungen der Pflegeempfangenden werden als Aspekte für die richtige PIT-Auswahl, aber auch als Bedingungen für Art und Ausmaß der sekundären Auswirkungen auf Teilprozesse beschrieben. So hängt z. B. die Kommunikation davon ab, ob die Pflegeempfangenden aufgeschlossen und technisch versiert sind oder ob sie ängstlich und misstrauisch gegenüber der PIT sind.

Während z. B. Partnerschaften von Bewohner*innen oder die Kompatibilität mit bereits existierender Technik frühzeitig bedacht werden können, ist immer auch ein spontaner Meinungswechsel von Bewohner*innen zum PIT-Einsatz möglich. Von „*heute auf morgen [können die Bewohner*innen] mal sagen: ‚Nein, mag ich nicht. Mich stört diese Falte. Ich möchte, dass das raus geht*‘“ (B9: 77-79). Nicht zuletzt haben der Gesundheitszustand und die Erkrankungen der Pflegeempfangenden eine maßgebliche Bedeutung. Es muss genau überlegt werden, bei welchen Pflegeempfangenden PIT eine sinnvolle Maßnahme zur Unterstützung des jeweiligen Pflegeziels darstellen. Menschen mit Demenz werden häufig als schwieriges Beispiel für einen sinnvollen Technikeinsatz beschrieben. Einerseits kann es sein, dass Demenzerkrankte die PIT nicht tolerieren, verstehen und deshalb entfernen. Andererseits ist es aber auch möglich, dass sie die PIT nicht wahrnehmen und sich dadurch nicht kontrolliert fühlen.

Neben individuellen Faktoren spielen in den Interviews institutionelle Faktoren eine Rolle. In beiden Settings bestehen Arbeits- und Ablaufroutinen im Schichtsystem unter Einsatz von verschiedenem Personal fort. Teilprozesse und Tätigkeiten, insbesondere in der Frühschicht, werden damit routiniert durchgeführt und bleiben weitestgehend von PIT-Effekten unberührt. Lediglich im geriatrischen Krankenhaus zeigt sich, dass die Pflegefachkräfte vereinzelt durch die PIT zur Vitalzeichenkontrolle früher mit ihrem Ablauf in der Frühschicht starten. In beiden Settings ist wiederum ein ausreichendes Verhältnis zwischen PIT-Anzahl und eingesetzten Personal im Schichtsystem zu schaffen.

5.5 Chancen und Herausforderungen von sekundären Auswirkungen

Als häufigste Chance sekundärer Auswirkungen von PIT nennen die Pflegefachkräfte eingesparte Zeit, die in die Bereiche Kommunikation, Interaktion, Beziehungsaufbau und -gestaltung sowie allgemein in den persönlichen Kontakt mit Pflegeempfangenden investiert werden kann. Ferner werden Unterstützungspotenziale der PIT in der Kommunikation gesehen, die die Information und Beratung zu den Pflegephänomene der Pflegeempfangenden betreffen. Demnach erläutern die Befragten, dass durch PIT gewonnene Daten mehr Informationen für eine frühzeitige und ausführliche Beratung zur Verfügung stehen können. Auf mobilen Endgeräten visualisierte PIT-Daten können künftig eine Unterstützung in der Beratung von Pflegeempfangenden darstellen. Auch werden die erhobenen PIT-Daten als Form einer erweiterten Informations- und Entscheidungshilfe für Angehörige von Bewohner*innen, z. B. bei Maßnahmen am Lebensende, oder als gemeinsame Gesprächsgrundlage in der individuellen, interdisziplinären Absprache mit weiterem Fachpersonal gesehen.

Besonders wichtig ist den Befragten, dass adäquate Maßnahmen in Folge einer verbesserten Risikoeinschätzung durch PIT abgeleitet werden können:

„Dass wir von vorne rein schon gleich wissen: […] Die Risikoeinschätzung ist so gut, wir wissen gleich die Maßnahmen dahinter. Wir wissen, was das Richtige jetzt ist für den Bewohner“ (B9: 312-314).

Einer bedarfsgerechten Maßnahmenplanung durch PIT wird bei Harninkontinenz auch ein geringerer Materialverbrauch und bessere Einhaltung vorgegebener Pauschalen zugeschrieben. Im geriatrischen Krankenhaus werden in PIT integrierte Richtwerte zudem als Chance für eine verbesserte Risikoeinschätzung und erhöhte Handlungssicherheit, insb. bei neuen Kolleg*innen, gesehen. Allgemein bieten die PIT den Vorteil, das eigene Handeln besser nach Dringlichkeit zu priorisieren und den Handlungsdruck zu reduzieren.

Die zuvor genannten Chancen werden allerdings auch kritisch betrachtet. Von den Pflegefachkräften wird besonders vor einem Verlust des persönlichen Kontakts zu den Pflegeempfangenden gewarnt. B2 mahnt anhand der PIT zur Förderung von Harnkontinenz:

„Was man nicht vergessen darf, dass wir nach wie vor mit Menschen arbeiten. Dass man jetzt natürlich nicht so abstumpfen soll, dass man sich wirklich nur noch auf die Technik verlässt. Sondern dass da wirklich noch jemand liegt, der vielleicht einfach nur klingelt und sagt: ‚Ich muss auf die Toilette', um einfach diese auch Nähe zu haben. […] auch wenn es jetzt vielleicht kein Toilettengang ist, weil der Sensor zeigt an: ‚Ok, das IKP ist noch trocken.' […] Aber ich nehme mir jetzt die Zeit, die ich sonst für diesen Toilettengang vielleicht bringe oder aufbringen musste,

um mich mit demjenigen zu unterhalten oder einfach einmal mit dem vielleicht eine kleine Runde zu laufen" (B2: 398-408).

An Beispielen wie von B2 zeigt sich, dass menschliches Handeln nicht ausgesetzt werden sollte und persönliche Kontakte durch den PIT-Einsatz gegebenenfalls neu auszuhandeln sind. Auch pflegerische Tätigkeiten und Teilprozesse rund um das Beobachten, Erkennen, Reagieren, Beurteilen und Einleiten von Maßnahmen dürfen nach den Befragten nicht verloren gehen. Mögliche Verluste werden auch beim manuellen Messen von z. B. Blutdruck oder Puls befürchtet. Diese *„altbewährten Fähigkeiten"* (B8: 410) werden nicht zuletzt als erhaltenswert erachtet, weil Technik jederzeit ausfallen kann. Weiter gibt es Bedenken hinsichtlich der Konzentration. Möglicherweise werden abweichende Werte schnell weggeklickt, auf dem Endgerät übersehen und mit den PIT wie *„am Fließband"* (B8: 192-193) gearbeitet.

Über die Schilderungen der Befragten zum Verlust zentraler Pflegetätigkeiten hinaus birgt der PIT-Einsatz weitere Herausforderungen. Vereinzelt erschließt sich nicht der Zweck hinter den eingesetzten PIT und der adressierten Person in der stationären Langzeitpflege. Im geriatrischen Krankenhaus werden über die zu Beginn durchgeführten Schulungen hinaus Schulungsbedarfe zur PIT-Nutzung benannt. An beide Punkte angeschlossen besteht die grundsätzliche Herausforderung, dass die PIT vor den individuellen und institutionellen Bedingungen sicher funktionieren müssen. Dazu zählt, dass zusätzliche Geräte *„immer auch eine Sturzquelle"* (B5: 470) für die Pflegeempfangenden darstellen können und sicher angebracht sein müssen. Im geriatrischen Krankenhaus wird zum Erhebungszeitpunkt zudem berichtet, dass falsche Vitalwerte von der PIT gemessen und übertragen wurden. Aus fehlerhaften Messwerten können schwerwiegende Folgen für die Pflegeempfangenden und -erbringenden resultieren sowie insgesamt die Technikakzeptanz verringern.

Es besteht für die Pflegefachkräfte zwar die Chance, mehr Handlungssicherheit durch rechtzeitige Alarmierung zu erhalten. Die Priorisierung der PIT-Alarme, vor allem vor dem Hintergrund bereits bestehender Alarmsysteme, stellen aber auch eine neue Schwierigkeit da. Besonders kritisch werden neue Alarme gesehen, wenn Zeit bzw. Personal fehlt, um diesen nachzukommen. Begleiterscheinung der PIT zur Reduktion bzw. Unterlassung von einzelnen Teilprozessen, wie z. B. der Mobilisation von Pflegeempfangenden, oder das reine Verlassen auf PIT-Alarme werden vielfach von den Befragten als weitere Herausforderung diskutiert und als potenzielle negative Effekte eingestuft.

Vermehrter Technikeinsatz bedeutet außerdem einen erhöhten Reparatur- und Wartungsaufwand sowie eine stärkere Abhängigkeit der IT-Abteilungen. Im geriatrischen Krankenhaus wird an einem Beispiel deutlich, wie die Vorstellungen der Pflegefachkräfte und die Realität des technisch Möglichen dabei auch auseinandergehen können:

„[W]as wir uns als Pflegende oder auch Beteiligte an dem Prozess vorstellen hat noch lange nichts damit zu tun, dass die IT sagt: ‚Okay, das funktioniert'. [...] Einmal [sind] Lizenzen ausgelaufen. Also da wo ich ja als Mitarbeiter auf der Station, der nur das Gerät nutzen will, mich frage: ‚Was ist denn das wieder für ein Zeug?' Und Sie wissen ganz genau: Wenn etwas nicht funktioniert, marschiert es in die Ecke" (B5: 493-500).

6 Schlussbetrachtung

Die Interviewstudie liefert qualitative Befunde zu sekundären Auswirkungen von sensorbasierten PIT auf Teilprozesse von fünf Pflegekernprozessen in zwei stationären Einrichtungen des PPZ Berlin. Das methodische Vorgehen orientierte sich an den Schritten der inhaltlich-strukturierenden Inhaltsanalyse nach Kuckartz. Die Studie wird dem Anspruch gerecht, sekundäre Auswirkungen systematisch zu identifizieren. Aufgrund des qualitativen Forschungsansatzes sind die gewonnenen Ergebnisse nicht verallgemeinerbar. Auch sind die PIT-Erfahrungen der Befragten aufgrund des frühen Befragungszeitpunkts limitiert und wegen der unterschiedlichen sensorbasierten PIT je Einrichtung bedingt vergleichbar.

Für die untersuchten Pflegekernprozesse lässt sich feststellen, dass sich sekundäre Auswirkungen auf Teilprozesse je nach Pflegeempfangenden, Einrichtung und Eigenschaften der PIT in Art sowie Ausmaß unterscheiden. In Übereinstimmung mit der recherchierten Literatur ergeben sich mit der PIT-Nutzung technikbezogene Tätigkeiten insbesondere in der Vorbereitung und Kommunikation. Neue Routinen, Abläufe, Tätigkeits- und Verantwortungsbereiche deuten sich an und werden für eine PIT-gestützte, anlassbezogene Pflege in akut- und langzeitstationären Einrichtungen erforderlich.

In den Schilderungen der Befragten tritt oftmals eine ambivalente Einstellung gegenüber sensorbasierten PIT hervor. Trotz des Verständnisses der PIT als unterstützende Hilfsmittel und verschiedener Chancen (z. B. mehr Zeit mit Pflegeempfangenden durch mobile Geräte, verbesserte Risikoeinschätzung durch erweiterte Informationsgrundlage) werden Herausforderungen genannt, die einer professionellen menschlichen Pflege entgegenstehen. Umso wichtiger scheint es, Erwartungen an das Veränderungspotenzial innovativer Pflegetechnologien sowie sekundäre Effekte in Schulungs- und Änderungsprozessen tiefgehend zu behandeln.

Abschließend ist festzuhalten, dass innovative Pflegetechnologien pflegerische Prozesse und Tätigkeiten verändern und eine mitarbeiter*innenbezogene Prozessbetrachtung für eine erfolgreiche Technikimplementierung von hoher Bedeutung ist. Die Perspektive von professionell Pflegenden ist nicht zuletzt deshalb zentral, da sie für den Technikeinsatz erforderliches und umfassendes Wissen zu Pflegeempfangenden einbringen. Aufgabe künftiger Forschung ist es, langfristige Erfahrungen mit innovativen Pflegetechnologien und deren sekundären Auswirkungen in allen Settings zu erfassen. Eine routinierte Nutzung wird zeigen, ob sich die Ergebnisse dieser Arbeit bestätigen. Offen bleibt, welche sekundären Auswirkungen auf langer Sicht eintreten und ob diese im Einklang mit professionellem Pflegehandeln stehen werden.

Literatur

Bettig, U./Knuth, K.: Prozessdarstellung als Grundlage für die gesundheitsökonomische Betrachtung. In: Bettig, U. u. a. (Hrsg.): Digitalisierung in der Pflege. Auswahl und Einsatz innovativer Pflegetechnologien in der geriatrischen Praxis. 1. Aufl. Heidelberg 2021, S. 91–109.

Bogner, A. u. a.: Auswertungsverfahren für Experteninterviews. In: Bogner, A. u. a. (Hrsg.): Interviews mit Experten: Eine praxisorientierte Einführung. Wiesbaden 2014, S. 71–86.

Daum, M.: Digitalisierung und Technisierung der Pflege in Deutschland. Aktuelle Trends und ihre Folgewirkungen auf Arbeitsorganisation, Beschäftigung und Qualifizierung. Studie im Auftrag der DAA-Stiftung Bildung und Beruf. 2017. Online: https://www.input-consulting.de/files/inpcon-DATA/download/20170215_Digitalisierung%20und%20Technisierung%20der%20Pflege%20in%20Deutschland_INPUT.pdf [abgerufen am 20.10.2023].

Dresing, T./Pehl, T.: Praxisbuch Interview, Transkription & Analyse. Anleitungen und Regelsysteme für qualitativ Forschende. 8. Aufl. Marburg 2018.

Dugstad, J. u. a.: Towards successful digital transformation through co-creation: a longitudinal study of a four-year implementation of digital monitoring technology in residential care for persons with dementia. In: BMC Health Services Research 366/2019, S. 1–17.

Ethik-Kodex der Deutschen Gesellschaft für Soziologie (DGS) und des Berufsverbandes Deutscher Soziologinnen und Soziologen (BDS). 2017. Online: https://soziologie.de/fileadmin/user_upload/dokumente/Ethik-Kodex_2017-06-10.pdf [abgerufen am: 28.2.2022].

Fuchs-Frohnhofen, P. u. a.: Memorandum „Arbeit und Technik 4.0 in der professionellen Pflege". 1. Aufl. Würselen 2018.

Helfferich, C.: Leitfaden- und Experteninterviews. In: Baur, N./Blasius, J. (Hrsg.): Handbuch Methoden der empirischen Sozialforschung. Wiesbaden 2019, S. 669–686.

Hirt, J. u. a.: Nutzungsoptionen von technischen Assistenzsystemen für Personen mit Demenz in der Schweiz: eine qualitative Interviewstudie mit Expertinnen und Experten. In: Zeitschrift für Evidenz, Fortbildung und Qualität im Gesundheitswesen 166/2021, S. 69–78.

Hülsken-Giesler, M. u. a.: Tracking-Systeme bei Menschen mit Demenz in der stationären Langzeitpflege. In: Pflege 6/2019, S. 353–363.

Huter, K. u. a.: Effectiveness of Digital Technologies to Support Nursing Care: Results of a Scoping Review. In: Journal of Multidisciplinary Healthcare 13/2020, S. 1917–1926.

Klawunn, R. u. a.: Auswahl und Einführung von Pflegetechnologien in Einrichtungen der Pflegepraxis. In: Bettig, U. u. a. (Hrsg.): Digitalisierung in der Pflege. Auswahl und Einsatz innovativer Pflegetechnologien in der geriatrischen Praxis. 1. Aufl. Heidelberg 2021, S. 37–70.

Klemm, M./Obser, G.: Auf zu neuen Ufern. In: Altenheim 2/2019, S. 45–47.

Krick, T. u. a.: Digital technology and nursing care: a scoping review on acceptance, effectiveness and efficiency studies of informal and formal care technologies. In: BMC Health Services Research, 400/2019, S. 1–15.

Kuckartz, U.: Qualitative Inhaltsanalyse. Methoden, Praxis, Computerunterstützung. 4. Aufl. Weinheim 2018.

Lamnek, S./Krell, C.: Qualitative Sozialforschung. Mit Online-Material. 6. Aufl. Weinheim/Basel 2016.

Lutze u. a.: Potenziale einer Pflege 4.0. Wie innovative Technologien Entlastung schaffen und die Arbeitszufriedenheit von Pflegefachpersonen in der Langzeitpflege verändern. 2021. Online: https://www.bertelsmann-stiftung.de/fileadmin/files/user_upload/Pflege_4.0_final.pdf [abgerufen am 20.10.2023].

Melzer, M. u. a.: Digitale Transformation personenbezogener Arbeit – am Beispiel der professionellen Pflege. In: Bamberg, E. u. a. (Hrsg.): Digitale Arbeit gestalten: Herausforderungen der Digitalisierung für die Gestaltung gesunder Arbeit. Wiesbaden 2022, S. 147–166.

Merda, M. u. a.: Pflege 4.0 – Einsatz moderner Technologien aus der Sicht professionell Pflegender. Forschungsbericht. 2017. Online: https://www.bgw-online.de/resource/blob/20346/e735030f6178101cf2ea9fa14e1bc063/bgw09-14-002-pflege-4-0-einsatz-moderner-technologien-data.pdf [abgerufen am 20.10.2023].

Premer, A./Hohndorf, S.: Zukunft der Pflege schon heute beginnen. In: Bettig, U. u. a. (Hrsg.): Digitalisierung in der Pflege. Auswahl und Einsatz innovativer Pflegetechnologien in der geriatrischen Praxis. 1. Aufl. Heidelberg 2021, S. 111–125.

Rösler, U. u. a.: Digitalisierung in der Pflege. Wie intelligente Technologien die Arbeit professionell Pflegender verändern. 2018. Online: https://docplayer.org/74178729-Digitalisierung-in-der-pflege.html [abgerufen am 20.10.2023].

Schneider, M. u. a.: Technologische Innovationen in der Pflege: von der routinebasierten zur anlassinduzierten Pflege. In: Pfannstiel, M. u. a. (Hrsg.): Innovationen und Innovationsmanagement im Gesundheitswesen: Technologien, Produkte und Dienstleistungen voranbringen. Wiesbaden 2020, S. 615–632.

Schreier, M.: Varianten qualitativer Inhaltsanalyse: Ein Wegweiser im Dickicht der Begrifflichkeiten. In: Forum Qualitative Sozialforschung 15/2014, S. 1–28.

Scorna, U. u. a.: Digitale Assistenzsysteme in der Altenpflege – Fluch oder Segen? Eine empirische Untersuchung zu Chancen, Risiken und Auswirkungen. In: Onnen, C. u. a. (Hrsg.): Organisationen in Zeiten der Digitalisierung. Wiesbaden 2022, S. 211–223.

Scorna, U. u. a.: Digitale Technik in der Pflege als Generallösung? Neue Perspektiven auf altersgerechte Assistenzsysteme. In: Freier, C. u. a. (Hrsg.): Gegenwart und Zukunft sozialer Dienstleistungsarbeit. Perspektiven Sozialwirtschaft und Sozialmanagement. Wiesbaden 2021, S. 301–314.

Sebastião, M. u. a.: „In den Müll?!" – Ursachenforschung zur Nicht-Nutzung technischer Innovationen in der stationären Pflege. In: Gesundheitswesen 83/2021, S. 619-623.

Strutz, N. u. a.: Innovative Technologien in der Pflege. In: Bettig, U. u. a. (Hrsg.): Digitalisierung in der Pflege. Auswahl und Einsatz innovativer Pflegetechnologien in der geriatrischen Praxis. 1. Aufl. Heidelberg 2021, S. 71-90.

Vetter, M./Cerullo, L.: Die tatsächliche Nutzung digitaler Assistenzsysteme in der Altenpflege: Ein Scoping Review. In: Debora, F. u. a. (Hrsg.): Gute Technik für ein gutes Leben im Alter? Bielefeld 2021, S. 161-184.

Zapp, W. u. a.: Prozesse in Dienstleistungsunternehmen der Gesundheitswirtschaft. In: Zapp, W. u. a. (Hrsg.): Prozessgestaltung im Krankenhaus. Heidelberg 2010, S. 3–31.

Beitrag 4

Relevante Schnittstellen im geriatrischen Versorgungsprozess unter Einsatz von Pflegeinformationstechnologien

Uwe Bettig, Kathrin Knuth, Saskia Ehrenfried, Tobias Kley

Abstract Im Pflegepraxiszentrum (PPZ) Berlin wurden im Rahmen einer 2019 durchgeführten qualitativen Untersuchung Expert*innen aus verschiedenen Pflegesettings zu Schnittstellen im geriatrischen Versorgungsprozess befragt, die für den Einsatz von Pflegeinformationstechnologien (PIT) relevant sind. Im Ergebnis zeigte sich, dass Schnittstellen zu allen Mit- und Nachversorgenden, bis hin zu Apotheken und Hilfsmittellieferant*innen, für den Einsatz von Informationstechnologien bedeutend sind. Nach Ansicht der Expert*innen gibt es jedoch noch keine geeigneten Strukturen, die datenschutzrechtlich vertretbare Zugriffsmöglichkeiten für alle potenziellen Stakeholder bieten. In den folgenden PPZ-Jahren zeigt sich bis heute, dass darüber hinaus fehlende technische Schnittstellen – selbst innerhalb einer Praxiseinrichtung – Techniker*innen vor große Herausforderungen stellen. Diese fehlenden technischen Schnittstellen indizieren zusätzliche Herausforderungen für die Nutzung von PIT-Daten an Schnittstellen im geriatrischen Versorgungsprozess.

1 Relevanz und Fragestellung

Das Zusammenspiel von Personen mit unterschiedlichen Qualifikationsprofilen ist notwendig, um die Versorgung chronisch kranker und alter Menschen sicherzustellen. Neben Hausärzt*innen sind weitere gesundheitsbezogene Professionen, aber auch Berufsgruppen der Sozialen Arbeit, Haushaltshilfen sowie andere Dienstleistende, wie „Essen auf Rädern“ relevant.[1] Ärztliche, psychologische, pflegerische, diverse therapeutische (Physio-, Ergo-, Sprach- und Schlucktherapie) Fachpersonen, Spezialist*innen der Ernährungsberatung und Diätassistenz sowie weitere Gesundheitsfachkräfte finden sich in individuellen geriatrischen Teams.[2] Auch diverse Gesundheitseinrichtungen sind in einen geriatrischen Versorgungsprozess involviert. Dazu zählen neben Haus- und Facharztpraxen, Medizinische Versorgungszentren, Kliniken aller Art sowie ambulante und stationäre Pflegeeinrichtungen.[3] Für eine außerklinische Vorbereitung auf Operationen geriatrischer Patient*innen ist eine enge und koordinierte Zusammenarbeit zwischen ambulanten und stationären Einrichtungen sowie zwischen niedergelassenen Ärzt*innen und Therapeut*innen unerlässlich.[4] Alle für eine Nachsorge nach einem Klinikaufenthalt relevanten Einrichtungen und Fachpersonen müssen, z. B. im Falle einer Entlassung aus einer Akutklinik, mit hinreichenden Daten und Informationen versorgt werden, um eine reibungslose Nachsorge gewährleisten zu können. Dies gilt für Senioreneinrichtungen ebenso wie für Kurzzeitpflegeeinrichtungen oder

1 Klapper: Zusammenarbeit für den Patienten – noch keine Selbstverständlichkeit. In: GGW – Das Wissenschaftsforum in Gesundheit und Gesellschaft 3/2017, S. 17; Neubart: Altenselbsthilfe. 2018, S. 60; Langner: Schnittstellenmanagement im Pflegeheim. In: Pflege Zeitschrift 75/2022, S. 15 f.

2 Lohse/Krupp: Interdisziplinäre Behandlung im geriatrischen Team. In: Willkomm (Hrsg.): Praktische Geriatrie: Klinik – Diagnostik – Interdisziplinäre Therapie. 2013, S. 61; Langner: Schnittstellenmanagement im Pflegeheim. In: Pflege Zeitschrift 75/2022, S. 16.

3 Hartmann/Strickstrock.: Gesundheitsversorgung 2030 – Impulse eines Komplexträgers im Sozial- und Gesundheitswesen. In: Simon/Krämer (Hrsg.): Zukunft der Gesundheitsversorgung. 2021. S. 102.

4 Olotu u. a.: Bedarf für eine perioperative Altersmedizin. In: Deutsches Ärzteblatt 116/2019, S. 68.

Einrichtungen für die Rehabilitation.[5] Dazu zählen auch Apotheken, Einrichtungen zur Heil- und Hilfsmittelversorgung, rettungs- und notärztliche Einrichtungen und neben der stationären auch die ambulante Rehabilitation.[6] Überdies gewinnt im Kontext der Pflege von älteren Menschen eine enge Zusammenarbeit von Familienangehörigen, Nachbar*innen, bürgerschaftlich engagierten Personen mit Pflegefachpersonen, Mediziner*innen und Fachpersonen der sozialen Arbeit an Bedeutung.[7]

Vor dem Hintergrund der Digitalisierung in Gesundheits- und Pflegeeinrichtungen fassen Peek et al. die am geriatrischen Versorgungsprozess beteiligten Personen und Einrichtungen noch weiter. In Ihrer niederländischen Studie zur Implementierung von Technologien für ältere Menschen vor Ort wurden die wichtigsten Interessensgruppen bezüglich der Versorgung älterer Menschen wie folgt benannt: ältere Erwachsene, die aktiv in der Gemeinde Freiwilligenarbeit betreiben; Pflegefachkräfte, die selbst in der häuslichen Krankenpflege arbeiten oder die Bereitstellung von häuslicher Krankenpflege koordinieren; Manager*innen, die im Arbeitsfeld der häuslichen Krankenpflege oder in Organisationen der Sozialarbeit arbeiten; Technolog*innen, die für Unternehmen arbeiten, die Technologien herstellen und liefern, oder für Bildungsinstitutionen mit technischem Schwerpunkt arbeiten; Politiker*innen, Berater*innen, Beamte und Forschende, die in den Bereich Gesundheitspolitik involviert sind.[8]

Der Großteil alter, multimorbider Menschen lebt zu Hause oder möchte zu Hause leben, weshalb der Ausbau regional bezogener sektorenübergreifender Verbünde sich vorwiegend auf wohnortnahe ambulante Hilfestrukturen fokussieren sollte. Auch die Koordination der Zusammenarbeit und der Versorgungspfade sollte ambulant erfolgen.[9] In ihrem Positionspapier zu gesundheitspolitischen Forderungen formulieren die Autorinnen und Autoren der Diakonie den Vorschlag für einen regionalen Verbund: Die politische Ebene bildet den Rahmen für den Aufbau. Auf regionaler Ebene werden die Rahmenvorgaben des Landes umgesetzt. Die politisch zuständige Stelle lädt alle Akteur*innen vor Ort ein, die an der Versorgung alter multimorbider Menschen beteiligt sind, sich am Verbundsaufbau zu beteiligen. Der Verbund sollte möglichst breit alle Dienste und Einrichtungen einbeziehen, die sich um alte Men-

5 Hartmann/Strickstrock.: Gesundheitsversorgung 2030 – Impulse eines Komplexträgers im Sozial- und Gesundheitswesen. In: Simon/Krämer (Hrsg.): Zukunft der Gesundheitsversorgung. 2021. S. 107.

6 Neubart: Altenselbsthilfe. 2018, S. 66; Langner: Schnittstellenmanagement im Pflegeheim. In: Pflege Zeitschrift 75/2022, S. 16.

7 Kruse: Anforderungen der Gerontologie an die Planung für ältere Menschen. In: Schubert (Hrsg.): Integrierte Sozialplanung für die Versorgung im Alter. Grundlagen, Bausteine, Praxisbeispiele. 2019, S. 21.

8 Peek u. a.: What it Takes to Successfully Implement Technology for Aging in Place: Focus Groups with Stakeholders. In: Journal of Medical Internet Research 18/2016, S. 3.

9 Diakonie Deutschland: Sektorenübergreifende Versorgung für multimorbide alte Menschen. 2017, S. 19. Online: https://www.diakonie.de/diakonie-texte/012017-sektorenuebergreifende-versorgung-fuer-multimorbide-alte-menschen [abgerufen am 23.3.2023].

schen kümmern. Hausärzt*innen, geriatrische Kompetenz und ambulante Beratungsstellen arbeiten zusammen, um die Fallsteuerung und -begleitung zu übernehmen. Sie koordinieren sich im Einzelfall und setzen ihre Arbeit fachlich zusammen. Der Verbundsaufbau wird von der Kommune/dem Landkreis politisch verantwortet und von Kostenträger*innen und Leistungserbringenden umgesetzt, ohne die Aufgaben der Selbstverwaltung zu beeinträchtigen.[10] Zudem werden Kriterien guter Praxis formuliert: Die Arbeitsweise orientiert sich am Ziel der größtmöglichen Selbstbestimmung und Teilhabe älterer Menschen, Mitarbeitende sind gut über die Hilfelandschaft für alte Menschen informiert bzw. werden regelmäßig fortgebildet, die Einrichtung plant das Entlassungsmanagement mit ihren Kooperationspartner*innen und bereitet die Nachsorge rechtzeitig vor (evtl. Fallbesprechungen mit Hausärztin oder -arzt, geriatrischer Fachkraft, ambulanter Beratungsstelle), alle notwendigen Informationen an die nachsorgenden Dienste werden weitergegeben.[11]

Schang, Sundmacher und Grill zeigen in ihrem Konzept auf, dass die Zusammenarbeit im geriatrischen Versorgungsprozess über den reinen Informationsaustausch hinaus gehen muss, wenn ein optimales Ergebnis erzielt werden soll. Sie definieren Module zur Verbesserung der patientenzentrierten, intersektoralen Versorgung. Dabei spielen sektorenübergreifende integrierte Behandlungspfade (ICP) als strukturierte Pläne eine Rolle, welche die zentralen Therapieschritte definierter Patientengruppen enthalten und die Zusammenarbeit zwischen dem multidisziplinären Team formalisieren. Die Behandlungspfade können erst effizient sein, wenn Krankheitsverlauf und therapeutische Optionen klar dargestellt werden. Zweck dabei ist es, den Therapie- und Pflegebedarf definierter Patientengruppen jenseits von einzelnen Versorgungsinstitutionen und in zeitlicher Abfolge zu strukturieren. Im Rahmen des Entlassungsmanagements soll möglichst frühzeitig der individuelle Anschlussbedarf festgestellt werden. Alle notwendigen Informationen sollen bei Entlassung an die nachversorgenden Einrichtungen übermittelt werden. Bei komplexen Behandlungsbedarfen sollen ggf. bereits aus dem stationären Aufenthalt heraus, Termine mit den nachversorgenden ärztlichen Praxen vereinbart werden.[12] In einer Online-Befragung und Gruppendiskussion von Pflegekräften zu deren Erfahrungen mit digitalen Pflege-Technologien identifizierten diese Bereiche der täglichen Pflegepraxis mit wiederkehrenden problematischen oder herausfordernden Situationen. U.a. wurden dabei in Bezug auf die Kommunikation und Organisation am Arbeitsplatz Kommunikationsprozesse mit anderen Gesundheitsprofessio-

10 Diakonie Deutschland: Sektorenübergreifende Versorgung für multimorbide alte Menschen. 2017, S. 20 ff. Online: https://www.diakonie.de/diakonie-texte/012017-sektorenuebergreifende-versorgung-fuer-multimorbide-alte-menschen [abgerufen am 23.3.2023].

11 Diakonie Deutschland: Sektorenübergreifende Versorgung für multimorbide alte Menschen. 2017, S. 24. Online: https://www.diakonie.de/diakonie-texte/012017-sektorenuebergreifende-versorgung-fuer-multimorbide-alte-menschen [abgerufen am 23.3.2023].

12 Schang u. a.: Neue Formen der Zusammenarbeit im ambulanten und stationären Sektor. In: Gesundheitswesen 82/2020, S. 516.

nen, Mitgliedern des Pflegeteams und Angehörigen genannt.[13] Schang, Sundmacher und Grill empfehlen daher die Etablierung von Qualitätszirkeln für die Zusammenarbeit von Fachkräften aus dem stationären und ambulanten Bereich für den intersektoralen fachlichen Austausch sowie die Entwicklung und Umsetzung machbarer Konzepte. Sie stellen zudem fest, dass internationale Ansätze guter Praxis indizieren, dass ein gemeinsamer Zugriff verschiedener beteiligter Personen des Versorgungsprozesses auf eine elektronische Patientenakte den Austausch zwischen ambulanten und stationären Versorgern erleichtern würde, z. B. im Hinblick auf Dauermedikationen.[14]

Für eine optimale Versorgung hat die gemeinsame Nutzung verschiedener Daten von mehreren am geriatrischen Versorgungsprozess Beteiligten eine hohe Relevanz. Nicht immer läuft die Weitergabe von Daten und Informationen reibungslos. So empfehlen Olotu et al. die Verwendung eines deutschlandweit einheitlichen Medikamentenplans, wodurch beim Wechsel geriatrischer Patientinnen und Patienten in ein anderes Setting Informationsverluste vermieden werden können.[15] Technologien weisen ebenso Potenziale für eine verlustfreie Übermittlung von Gesundheitsdaten auf. Neben Gesundheitsdaten, wie Pflegedokumentationen, Anamnesedaten, Medikamentenplänen, Laborwerten und anderen Befunden, gilt dies auch für gesundheitsferne Daten, die mit der Administration und Organisation des geriatrischen Versorgungsprozesses im Zusammenhang stehen, wie die Organisation von Terminen.[16] Pflegende gaben bei einer Studie zur Pflegebrille an, dass neben Informationen zur Anamnese, Medikation oder Allergien für die digitale Datenübertragung u. a. auch die Dokumentation von Messwerten, wie Blutdruckwerte, Relevanz haben. Hinzu kommen weitere Daten, wie Daten der Pflegedokumentation oder das subjektive Schmerzempfinden der Patient*innen.[17] Simon et al. sehen mit Blick auf den Bereich Rehabilitation die Möglichkeit von Datenevidenz basierten Behandlungspfaden durch eine Kombination aus soziodemografischen Patientendaten, den Therapiedaten aus der Klinik sowie systematisch erhobenen Daten zur Ergebnisqualität.[18] Pflegende Angehörige können von

13 Seibert u. a.: Application of digital technologies in nursing practice. In: Zeitschrift für Evidenz, Fortbildung und Qualität im Gesundheitswesen 158–159/2020, S. 100.

14 Schang u. a.: Neue Formen der Zusammenarbeit im ambulanten und stationären Sektor. In: Gesundheitswesen 82/2020, S. 517.

15 Olotu u. a.: Bedarf für eine perioperative Altersmedizin. In: Deutsches Ärzteblatt 116/2019, S. 63.

16 Glock u. a.: Qualität der Arbeit, Beschäftigung und Beschäftigungsfähigkeit im Wechselspiel von Technologie, Organisation und Qualifikation. 2018, S. 29.

17 Prilla u. a.: Die Pflegebrille als Instrument der Digitalisierung in der Pflege: Nutzenpotentiale. In: Luthe u. a. (Hrsg.): Assistive Technologien im Sozial- und Gesundheitssektor. 2022, S. 741.

18 Simon/Schmidt: Teilhabeorientierte Rehabilitation der Zukunft – auf Datenevidenz basierend, entgrenzt und in sektorenübergreifende Versorgungsplattformen integriert. In: Simon/Krämer (Hrsg.): Zukunft der Gesundheitsversorgung. 2021, S. 78.

digitalen Pflegeanwendungen wiederum profitieren, die eine Erinnerungsfunktion in Kombination mit einem Medikationsplan aufweisen.[19]

Digitale Lösungen, wie sich international am Beispiel der elektronischen Patientenakte zeigt, ermöglichen die Verbesserung einer sektorenübergreifenden Koordination und Kommunikation. Estland nutzte gesetzliche Vorschriften, finanzielle Anreize und Sanktionen, um Leistungserbringende zur Mitarbeit an der E-Health-Strategie zu motivieren. Die vorhandene digitale Infrastruktur der öffentlichen Verwaltung half bei der Einführung der elektronischen Patientenakte. Dänemark wendet das staatlich finanzierte Gesundheitsportal sundhed.dk als Schnittstelle für alle Digital-Health-Anwendungen an, um Informationen verschiedener Leistungserbringenden zusammenzuführen, aber auch als gemeinsame Kommunikationsplattform zu dienen. Die Plattform wird darüber hinaus von Patientinnen und Patienten zur Einsicht ihrer eigenen Gesundheitsdaten genutzt und von Apotheken zur Ausstellung von Rezepten verwendet.[20] In den Niederlanden wurde die digitale Plattform „ZorgDomein" eingeführt, um die Koordination der Versorgung durch eine stärkere Integration von Hausärzt*innen, Krankenhäusern und anderen Leistungserbringenden zu verbessern. Das eReferral-System unterstützt Hausärzt*innen während des gesamten Prozesses und vermeidet eine doppelte Registrierung, um die Datenbank der elektronischen Patientenakte auf dem neusten Stand zu halten.[21] Vor diesem Hintergrund gewinnt für die gemeinsame Nutzung von Gesundheitsdaten „[...] das Prinzip des Gatekeeping durch Hausärzte und Primärversorger [...]" an Bedeutung.[22] Das Konzept des Gatekeepings (auch Hausarztmodell) meint, dass jede Behandlungsepisode mit einem Besuch bei einer Allgemeinmedizinerin bzw. einem Allgemeinmediziner beginnt, außer in Notfällen oder vorab definierten Leistungsbereichen. Dem sogenannten „Gatekeeper" wird die Entscheidung überlassen, ob weitere medizinische Leistungen notwendig und ob fachärztliche Untersuchungen oder Krankenhausaufenthalte erforderlich sind. Ein Gatekeeper veranlasst oder erbringt somit sämtliche Leistungen.[23] Dieses Prinzip scheint die Überwindung der scharfen Trennung der

19 Seemann/Klann: Digitalisierung in der Pflege beginnt bei Angehörigen von Pflegebedürftigen. In: Lux/Matusiewicz (Hrsg.): Pflegemanagement und Innovation in der Pflege. 2022, S. 209.

20 Struckmann u. a.: Versorgungsprozesse und das Zusammenspiel der Sektoren im internationalen Vergleich. In: Klauber u. a. (Hrsg.): Krankenhaus-Report 2021. Versorgungsketten – Der Patient im Mittelpunkt. 2021, S. 20.

21 Struckmann u. a.: Versorgungsprozesse und das Zusammenspiel der Sektoren im internationalen Vergleich. In: Klauber u. a. (Hrsg.): Krankenhaus-Report 2021. Versorgungsketten – Der Patient im Mittelpunkt. 2021, S. 21.

22 Struckmann u. a.: Versorgungsprozesse und das Zusammenspiel der Sektoren im internationalen Vergleich. In: Klauber u. a. (Hrsg.): Krankenhaus-Report 2021. Versorgungsketten – Der Patient im Mittelpunkt. 2021, S. 21.

23 Struckmann u. a.: Versorgungsprozesse und das Zusammenspiel der Sektoren im internationalen Vergleich. In: Klauber u. a. (Hrsg.): Krankenhaus-Report 2021. Versorgungsketten – Der Patient im Mittelpunkt. 2021, S. 21.

Versorgungsbereiche ambulant und stationär durch eine Optimierung von Kommunikation und Koordination zu ermöglichen.[24]

Auch Schmitz et al. sehen den Bedarf einer digitalen Plattform, auf die von allen relevanten Sektoren und Berufsgruppen zugegriffen werden kann. So können „Informationsasymmetrien“ abgebaut werden.[25] Klapper beschreibt wiederum Potenziale für den verbesserten Austausch von Informationen in interprofessionellen Teams im Gesundheitsbereich durch die Digitalisierung.[26] Die Entwicklung eines „Smart Hospitals“, als essenzieller Bestandteil und digitale Steuerungsplattform einer in einem übergeordneten System eingebundenen „Medical Cloud“, könnte die bisher starren Grenzen zwischen ambulanter und stationärer Versorgung aufbrechen. Von der Einweisung der ins Krankenhaus bis zur erfolgreichen klinischen Behandlung und der poststationären Phase (Rehabilitation, Monitoring und Wearables) würde altersunabhängig und von Geburt bis zum Tod gesteuert werden. Zusammengefasst würde die Gesundheits- bzw. Krankheitsgeschichte der Versorgungsempfangenden den Wirkungskreis des „Smart Hospitals“ bestimmen.[27] Als umfassendste Möglichkeit der gemeinsamen Datennutzung sieht Schneider eine einrichtungsübergreifende elektronische Patientenakte, die die Behandlungsdaten aller im Laufe des Lebens in Anspruch genommenen Gesundheitseinrichtungen dokumentiert und auf die alle in Anspruch genommenen Gesundheitseinrichtungen bei Bedarf Zugriff hätten.[28]

Um digitale Daten in Systeme einzuspeisen und auszutauschen, mangelt es derzeit aber noch an verschiedenen Voraussetzungen. Nicht nur die fehlende Netzabdeckung im ambulanten Bereich veranlasst Pflegekräfte dazu, die Papierversion zu bevorzugen, ebenso sind häufig Belege in Papierform zur Kostenübernahme erforderlich. Besonders Ärzt*innen scheinen kaum Interesse an einem externen Datenaustausch zu haben, was auch an mangelnden Verpflichtungen und Anreizen liegt.[29] Um zu erreichen, dass Sektorengrenzen aufgebrochen sowie verschiedene Akteur*innen besser miteinander vernetzt werden, ist es erforderlich, dass rechtliche Regularien rund um den Datenschutz praxisnäher gestaltet sind.[30] Für die Umsetzung des „Smart Hospitals“ wäre z. B. eine leistungsfähige IT-Infra-

24 Struckmann u. a.: Versorgungsprozesse und das Zusammenspiel der Sektoren im internationalen Vergleich. In: Klauber u. a. (Hrsg.): Krankenhaus-Report 2021. Versorgungsketten – Der Patient im Mittelpunkt. 2021, S. 22.

25 Schmitz u. a.: Stand und Zukunft der interprofessionellen Zusammenarbeit in Deutschland. In: Amelung u. a. (Hrsg.): Die Zukunft der Arbeit. 2020, S. 195.

26 Klapper: Zusammenarbeit für den Patienten – noch keine Selbstverständlichkeit. In: GGW – Das Wissenschaftsforum in Gesundheit und Gesellschaft 3/2017, S. 20.

27 Werner: Gesundheitsdaten als digitaler Kraftstoff der Zukunftsmedizin. In: Simon/Krämer (Hrsg.): Zukunft der Gesundheitsversorgung. 2021, S. 170.

28 Schneider: Einrichtungsübergreifende elektronische Patientenakten. 2016, S. 27.

29 Braeseke u. a: Technische Assistenzsysteme in der pflegerischen Versorgung. In: Luthe u. a. (Hrsg.): Assistive Technologien. 2022, S. 664.

30 Jensch: Integrierte Versorgungsmodelle neu gedacht. In: Simon/Krämer (Hrsg.): Zukunft der Gesundheitsversorgung. 2021, S. 58.

struktur mit einer elektronischen Patientenakte, die Schnittstellen-Kommunikation mit allen kooperierenden Partnerinnen und Partnern bietet, notwendig.[31]

Welche Anforderungen verschiedene Berufsgruppen an eine elektronische Pflegekurve stellen, wenn intelligente Pflegeinformationstechnologien (PIT) eingesetzt werden, wurde im Rahmen des Pflegepraxiszentrum (PPZ) Berlin durch die Alice-Salomon-Hochschule (ASH) Berlin im Jahr 2019 untersucht.[32] In einer Pflegekurve werden pflegerelevante Patientendaten, die in Gesundheits- bzw. Pflegeeinrichtungen erhoben wurden, übersichtlich zusammengetragen und visualisiert.[33] In einer elektronischen Pflegekurve werden wiederum durch PIT elektronisch erhobene Daten gesammelt und verarbeitet. Als übergreifendes Untersuchungsergebnis ergab sich ein umfassender Anforderungskatalog an eine elektronische Pflegekurve unter PIT-Einsatz, welcher sich auf die anwenderorientierte Praxis, Ethik und Wirtschaftlichkeit in Pflegeeinrichtungen fokussiert.[34] Ein Bestandteil des Forschungsauftrags der ASH war es auch, die Funktionalitäten und Schnittstellen sowie die Identifikation potenzieller Patientenprofile und möglicher Schnittstellen im Versorgungsprozess, die beim PIT-Einsatz zu berücksichtigen sind, näher zu untersuchen. Der vorliegende Beitrag widmet sich daher der Frage: *„Welche Schnittstellen zwischen verschiedenen Akteur*innen im gesamten geriatrischen Versorgungsprozess könnten aus Sicht von Expert*innen aus der Praxis für die Verwendung von PIT (-Daten) im Hinblick auf eine optimierte Versorgung von geriatrischen Patient*innen relevant sein?“*

2 Methodisches Vorgehen

In Vorbereitung auf die Studie aus dem Jahr 2019 wurde eine strukturierte Literaturrecherche durchgeführt. Im April 2023 wurde vor dem Hintergrund der zunehmenden Bedeutung der Thematik eine erneute strukturierte Literaturrecherche und -analyse durchgeführt. Schlag- und Suchwörter sind in Tabelle 1 dargestellt. Als Verknüpfungen wurden die Begriffe mittels der Booleschen Operatoren ODER/OR und UND/AND genutzt. Die Ergebnisse der strukturierten Literaturreche flossen in das erste Kapitel dieses Beitrags.

31 Werner: Gesundheitsdaten als digitaler Kraftstoff der Zukunftsmedizin. In: Simon/Krämer (Hrsg.): Zukunft der Gesundheitsversorgung. 2021, S. 171.

32 Bettig/Knuth: Anforderungen an eine elektronische Pflegekurve bei Einsatz intelligenter Technologien in der geriatrischen Pflege. In: Bettig u. a. (Hrsg.): Digitalisierung in der Pflege. Auswahl und Einsatz innovativer Pflegetechnologien in der geriatrischen Praxis. 2021, S. 21 ff.

33 Bettig/Knuth: Anforderungen an eine elektronische Pflegekurve bei Einsatz intelligenter Technologien in der geriatrischen Pflege. In: Bettig u. a. (Hrsg.): Digitalisierung in der Pflege. Auswahl und Einsatz innovativer Pflegetechnologien in der geriatrischen Praxis. 2021, S. 24.

34 Bettig/Knuth: Anforderungen an eine elektronische Pflegekurve bei Einsatz intelligenter Technologien in der geriatrischen Pflege. In: Bettig u. a. (Hrsg.): Digitalisierung in der Pflege. Auswahl und Einsatz innovativer Pflegetechnologien in der geriatrischen Praxis. 2021, S. 28 ff.

Tab. 1: Schlagwortprotokoll

Datenbanken/Quellen	Verwendete Schlagwörter
Deutsches Ärzteblatt, Beck-eLibrary, Bundesministerium für Gesundheit, Springer-Link, Opac der ASH, ZEFQ, CareLit	Altenversorgung, Versorgungsprozess älterer Menschen, Geriatrie, Altenarbeit, Altenversorgung, Altenarbeit, Pflege älterer Menschen, interdisziplinäre Versorgung, Interdisziplinäre Geriatrie, sektorübergreifende Versorgung, interdisziplinäre Versorgung, Versorgungsprozess Geriatrie, E-Health Geriatrie, elektronische Patientenakte, Pflegestützpunkt
JMIR Publications (Journal of Medical Internet Research), PubMed, ZEFQ, CINAHL, Medline	ehealth, elderly, care, Digi-PIP care, digitalization, interdisciplinary, geriatric care, gerontechnology, technology, electronic health records, gerontological nursing, digital health

Quelle: Eigene Darstellung.

Aufgrund der Gesamtfragestellung der 2019 durchgeführten Studie wurde ein qualitatives Forschungsdesign gewählt. Für die Datenerhebung wurden qualitative, leitfadengestützte, teilstrukturierte Interviews (n = 15) mit Expert*innen aus den kooperierenden Praxiseinrichtungen im PPZ Berlin geführt. Um die interdisziplinäre Zusammenarbeit verschiedener Berufsgruppen in den Einrichtungen auch im Hinblick auf PIT mitzudenken und „[…] Variationsbreite und Unterschiedlichkeit […]“[35]zu gewährleisten, wurden neben Pflegenden weitere relevante Berufsgruppen befragt. Die Zusammensetzung des Samples ist in Tabelle 2 dargestellt.

Tab. 2: Zusammensetzung des Samples

Differenziert nach Beruf	Anzahl
Pflege mit Leitungsfunktion (PDL, WBL, stellv. PDL)	8
Pflege ohne Leitungsfunktion	1
Weitere Berufsgruppen: Qualitätsmanagement, Ärztinnen/Ärzte, Ergotherapie, Physiotherapie, kaufmännische Berufe, IT-Service	6
Differenziert nach Setting	**Anzahl**
Geriatrische Klinik	8
Stationäre Langzeitpflege	4
Ambulante Pflege	3

Quelle: Eigene Darstellung.

Die Interviews fanden in ruhigen Besprechungsräumen in den jeweiligen Praxiseinrichtungen statt. Zur Dokumentation der Interviews wurden Tonaufnahmen

35 Flick: Qualitative Sozialforschung. 2007, S. 165.

angefertigt und im Anschluss via Computersoftware Easytranscript zur Transkription wissenschaftlicher Interviews verschriftlicht. Die Transkriptionsregeln wurden angelehnt an Kruse[36] erstellt und angewandt. Die Auswertung der Transkripte erfolgte strukturiert, inhaltsanalytisch und kategorienbildend in Anlehnung an Mayring (2010).[37]

3 Ergebnisse

Im Folgenden werden die Ergebnisse der 2019 durchgeführten Studie zu PIT-relevanten Schnittstellen im Versorgungsprozess dargestellt, interpretiert und mit Ankerbeispielen belegt. Dies betrifft Schnittstellen zwischen Akteur*innen im Versorgungsprozess und technische Schnittstellen, die für die Nutzbarkeit von PIT erhobenen Daten durch die verschiedenen Einrichtungen und Personengruppen notwendig sind. Ergänzt werden die Studienergebnisse um ein aktuelles Praxisbeispiel aus dem PPZ-Projekt Berlin. Das Praxisbeispiel verdeutlicht, welche technischen Schwierigkeiten derzeit durch fehlende offene technische Schnittstellen, z. B. bei der Anbindung von Technologien an Informationssysteme von Pflegeeinrichtungen, existieren.

3.1 PIT-relevante Schnittstellen im Versorgungsprozess

Die Untersuchungsergebnisse implizieren, dass alle mit- und nachversorgenden Institutionen und Personenkreise eine PIT-relevante Schnittstelle im Versorgungsprozess haben. Die Interviewten blicken dabei auch in die Zukunft und benennen Prozessabläufe, die durch die Nutzung von PIT erhobenen Daten Optimierungspotentiale für den geriatrischen Versorgungsprozess aufweisen.

Neben den Nachversorgern aus der Pflege- und Medizinbranche werden von den Befragten weitere Gesundheitseinrichtungen und Dienstleister*innen benannt, die bei der Nutzung von PIT-Daten eine Rolle spielen könnten. Im Einzelnen werden auch Hausnotrufdienste und Apotheken benannt, wie die nachfolgenden Ankerbeispiele zeigen.

„Das betrifft Hilfsmittellieferanten, das betrifft zum Beispiel […] ambulante Pflegedienste, das betrifft die sogenannte MOBILE geriatrische Rehabilitation (?) MANCHMAL gehen die Patienten auch ins Pflegewohnheim oder in die Kurzzeitpflege (?) […] natürlich wäre es für diese NACHVERSORGER unglaublich wichtig und hilfreich, sie könnten […] an unseren Algorithmen dann praktisch nahtlos anschließen." (Transkript 12, Z. 267–274)

36 Kruse: Reader „Einführung in die qualitative Interviewforschung". 2011, S. 148 ff. Online: https://www.soziologie.uni-freiburg.de/personen/kruse/publikationen [abgerufen 10.9.2015].
37 Mayring: Qualitative Inhaltsanalyse. 2010, S. 48 ff.

„Schnittstellen sind […] mit Sicherheit […] Hausarzt und […] Therapeuten, also zum Beispiel Physiotherapeuten, Ergotherapie […].“ (Transkript 5, Z. 206–208)

„[…] zumindest, wenn […] nachts […] Sturzalarm gegeben wird […] da gibt es ja […] zum Beispiel die Hausnotrufdienste, […] wäre auch wieder […] [eine] Schnittstelle.“ (Transkript 5, Z. 223–226)

„[…] SCHNITTstellen, vielleicht auch noch […] an die Apotheke […].“ (Transkript 7, Z. 389–390)

Die genaue Nutzung von PIT-Daten durch Apotheken erschließt sich aus dem Kontext nicht. Denkbar wären jedoch bedarfsbezogene Lieferungen von Insulin, Teststreifen, Sicherheitskanülen aufgrund von Daten aus den Blutzucker-Sensoren.

Tabelle 3 listet die genannten PIT-relevanten Schnittstellen der befragten Expert*innen im geriatrischen Versorgungsprozess auf.

Tab. 3: PIT-relevante Schnittstellen im geriatrischen Versorgungsprozess

Alle Mit- und Nachversorgenden (Klinik, Pflegeheim, ambulanter Pflegedienst, Angehörige, Hausärzt*innen, Physio-/Ergotherapie usw.)
Hausnotrufdienste
Apotheken
Hilfsmittellieferant*innen

Quelle: Eigene Darstellung.

3.2 Technische Schnittstellen im Versorgungsprozess

Die Untersuchung liefert auch Ergebnisse zu technischen Schnittstellen, welche von den Mit- und Nachversorger*innen als Zugriffsmöglichkeit für die Nutzung der durch PIT erhobenen Daten benötigt werden. Auf den Aussagen der Befragten basierend konnten insgesamt drei Möglichkeiten für einen Zugriff aller Beteiligten identifiziert werden:

Eine Voraussetzung für die PIT-Datennutzung durch diverse Akteur*innen des geriatrischen Versorgungsprozesses ist ein geeignetes Anschlussformat zur Speicherung und Abrufbarkeit der Daten. Dies könnte z. B. eine App sein wie aus dem nachfolgenden Ankerbeispiel hervorgeht.

„dass alle AKTEURE […] dabei sind mit Pflege, mit Therapeuten und […] Hausarzt und am Ende vielleicht auch […] Sozialkontakte […] Dass jeder Zugriff hat. […] Kann man nicht […] [eine] APP entwickeln?“ (Transkript 15, Z. 239–249).

Indiziert werden auch Zugriffsmöglichkeiten auf PIT-Daten über eine Schnittstelle, die direkt an den Versorgungsempfangenden liegt, wie es beispielsweise über eine gemeinsame elektronische Patientenakte der Fall sein könnte. Als wesentlichen Vorteil dieser Möglichkeit lässt sich ableiten, dass eine Schnittstelle bei denjenigen liegt, die als einzige Gruppe an allen Stationen des geriatrischen Versorgungsprozesses beteiligt sind – die Versorgungsempfangenden.

„dass er selbst sozusagen die Schnittstelle hat, [...] wäre für mich so der sinnvollste Faktor." (Transkript 11, Z. 265–266)

Als weitere Option wird eine zentrale Datenbank als Schnittstelle innerhalb des Versorgungsnetzwerkes eines geriatrischen Menschen gesehen.

„[eine] elektrische Datenbank, wo [...] alle wichtigen Informationen gesammelt und gebündelt sind und jeder damit arbeiten kann." (Transkript 4, Z. 211–213)

Einen Überblick der genannten technischen Schnittstellen für den geriatrischen Versorgungsprozess gibt Tabelle 4.

Tab. 4: Technische Schnittstellen im Versorgungsprozess

Zugriffsmöglichkeit aller relevanten Akteure über geeignetes Anschlussformat
Schnittstelle liegt am Patienten
Zugriffsberechtigung auf zentrale Datenbank

Quelle: Eigene Darstellung.

3.3 Praxisbeispiel für fehlende offene Schnittstellen im PPZ Berlin

Welche Schwierigkeiten aus fehlenden technischen Schnittstellen resultieren, zeigt ein aktuelles Beispiel des PPZ Berlin. In der kooperierenden, vollstationären Pflegeeinrichtung wurde ein smarter Visitenwagen angeschafft, um Prozesse in der Langzeitpflege zu optimieren. Als All-In-One-Lösung verspricht der ausgewählte smarte Visitenwagen die mobile Pflegedokumentation – welche gegenwärtig in der Praxiseinrichtung über einen Laptop auf einem Pflegewagen durchgeführt wird – und weitere, smarte Funktionen über einen Vitaldatenmonitor zu vereinen. Im Fall der vollstationären Pflegeeinrichtung sollen Vitaldaten, wie Temperatur, Blutdruck, Puls und Sauerstoff-Sättigung, über die integrierte Technologie zur Vitalzeichenkontrolle erhoben und direkt in die Pflegedokumentation übertragen werden. Darüber hinaus besitzt der smarte Visitenwagen digital ansteuerbare Fächer, die in Verbindung mit der Pflegedokumentation personenbezogen geöffnet werden können. Die digital ansteuerbaren Fächer bieten den Vorteil, dass die Fächer nur bei der jeweils zugeordneten Bewohnerin bzw. des zugeordneten Bewohners geöffnet werden können und dadurch beispielsweise Fehlmedikationen verhindert werden. Zusammengefasst bestand durch den Einsatz des Wagens zum einen die Hoffnung die Bewohner*innensicherheit zu erhöhen, zum anderen Laufwege zu reduzieren und die Pflegedokumentation mit Medienbruch (digital erhoben, aber händisch in die digitale Dokumentation eingetragen) durch digital erhobene und direkt übertragene Messdaten zu ersetzen.

Der Einsatz des smarten Visitenwagens stellte die Techniker*innen in der Praxis allerdings vor unerwartete Herausforderungen: Der Wagen wird als All-In-One-Lösung verkauft. Hinter dem smarten Visitenwagen stehen aber zwei Unternehmen. Der Visitenwagen, der integrierte PC und die digital steuerbaren Fächer sind einem Unternehmen zuzuordnen, die Technologie zur Messung der Vitaldaten einem zweiten Unternehmen. Damit die erhobenen Vitaldaten auf den smarten Visitenwagen und den dort integrierten PC übertragen werden, nutzen beide Unternehmen eine individuell programmierte Schnittstelle. Die Software- und Schnittstellenarchitektur ist jedoch eher dafür ausgelegt, Daten in Drittsysteme von Krankenhäusern zu übertragen. Dokumentationssysteme von Krankenhäusern (KIS=Krankenhausinformationssystem) und Pflegedokumentationssysteme von vollstationären Pflegeeinrichtungen unterscheiden sich in ihrem Aufbau und den Anforderungen. KIS sind darauf ausgelegt Behandlungsdaten wie Vitaldaten abzubilden. In Pflegedokumentationssystemen für Pflegeeinrichtungen dominieren pflegerische Dokumentationsdaten wie Maßnahmenpläne, Protokolle zu Ein- und Ausfuhr, Pflegeberichtseinträge etc. Daher ist die Implementierung des Wagens in der Umgebung der vollstationären Einrichtung mit deutlich größeren Hürden verbunden. Im Gegensatz dazu zeigt sich in der geriatrischen Akutklinik des PPZ Berlin, dass die Datenübertragung mit der eingangs benannten Technologie zur Vitalzeichenkontrolle – nicht in der Kombination mit dem Visitenwagen, des integrierten PCs und der ansteuerbaren Fächer – in das Krankenhausinformationssystem leichter funktionierte.

Trotz der etwa ein Jahr andauernden und umfassenden Bemühungen der IT-Abteilungen aus der vollstationären Pflegeeinrichtung, Techniker*innen des smarten Visitenwagens sowie eines weiteren, kooperierenden IT-Unternehmen des PPZ-Projekts, gelang die Datenübertragung des smarten Visitenwagens in das Pflegedokumentationssystem nicht. Unter anderem entwickelte das kooperierende IT-Unternehmen eine Schnittstelle in deren eigene Pflegedokumentationssoftware, welches jedoch nicht die Software ist, die in der Einrichtung das Produktivsystem ist. Eine Datenweiterleitung scheiterte. Zu August 2023 wurde in dem insgesamt fünfjährigen Anschaffungs- und Integrationsprozesses des smarten Visitenwagens eine neue Möglichkeit der Datenüberleitung avisiert. Der PC auf dem Visitenwagen wird im Rahmen der Unternehmens-IT als unternehmenseigener Client aufgesetzt. Dadurch ist der Zugriff auf die Pflegedokumentation möglich. Die Vitaldaten werden nicht über die Applikation auf dem Wagen, sondern über einen externen Server an die Schnittstelle der Pflegedokumentation übergeben. Unter Umgehung der herstellereigenen Applikationen sowie weiterer Workarounds zeichnet sich eine Anwendbarkeit ab Dezember 2023 ab. Neben den technischen Herausforderungen waren in Bezug auf die Datenpfade und die Datenweiterleitung ebenso datenschutzrechtliche

Anforderungen sowie Anforderungen zur Datensicherheit maßgeblich und führten zu Hürden im Prozess.

4 Zusammenfassung und Ausblick

In der recherchierten Literatur wird bei der Diskussion um Schnittstellen im geriatrischen Versorgungsprozess der Einsatz von PIT nicht aufgegriffen. Dies betrifft sowohl die Literaturrecherche, die vor der Studie 2019 durchgeführt wurde, als auch die erneute Recherche aus dem Jahr 2023. Aufschluss geben die befragten Expert*innen aus der durchgeführten Studie im PPZ Berlin. Die Expert*innen sehen alle Schnittstellen im geriatrischen Versorgungsprozess als relevant für den Zugriff bzw. den Austausch von Daten, die durch PIT erhoben wurden. Dies betrifft neben pflegerischen und medizinischen Akteur*innen auch am Versorgungsprozess beteiligte Dienstleistende, wie Hausnotrufdienste oder Apotheken.

Perspektivisch ist herauszufinden, auf welchem Wege der Datenzugriff optimalerweise erfolgen kann. In die Diskussion über PIT-relevante Schnittstellen zur Optimierung des geriatrischen Versorgungsprozesses ist die Frage nach geeigneten technischen Schnittstellen und Formaten einzubeziehen. Befragte sehen z. B. die Möglichkeit des Datenzugriffs über eine App oder über eine gemeinsame elektronische Patientenakte. Eine Schnittstelle, die direkt an den Versorgungsempfangenden liegt, wird als vorteilhaft angesehen. Das geschilderte Praxisbeispiel aus dem PPZ Berlin verdeutlicht, wie zeitaufwändig die Integration smarter Technik in den Pflegealltag sein kann. Bevor an eine Datenübertragung aus einer datenerhebenden Einrichtung nach außen gedacht werden kann, müssen zuerst Lösungen für die einrichtungsinterne Datenübertragung gefunden worden sein.

Zu den künftigen Herausforderungen zählen einerseits infrastrukturelle Voraussetzungen, wie flächendeckendes schnelles Internet zu gewährleisten und geeignete technische Schnittstellenformate zu entwickeln. Andererseits sind rechtliche Voraussetzungen zu schaffen, um z. B. einem Datenmissbrauch entgegenzuwirken oder auch den Zugriff für die jeweiligen Mit- und Nachversorgenden auf die Daten einzugrenzen, die für den jeweiligen Versorgungsauftrag relevant sind. Die technischen Herausforderungen bestehen derzeit darin, die Interoperabilität der Technologien und die Konnektivität mit den bestehenden Informationssystemen zu gewährleisten. Überdies wird zu prüfen sein, wie die Koordination der digitalen Zusammenarbeit aller am geriatrischen Versorgungsprozess beteiligter Personen und Institutionen gewährleistet werden kann, insbesondere vor dem Hintergrund der zunehmenden Bedeutung von Angehörigenpflege und ehrenamtlichen Betreuenden.

Literatur

Amelung, V. E.: Managed Care – Neue Wege im Gesundheitsmanagement. 6. akt. Aufl. Wiesbaden 2022.

Bettig, U./ Knuth, K.: Anforderungen an eine elektronische Pflegekurve bei Einsatz intelligenter Technologien in der geriatrischen Pflege. In: Bettig, U. u. a. (Hrsg.): Digitalisierung in der Pflege. Auswahl und Einsatz innovativer Pflegetechnologien in der geriatrischen Praxis. 1. Aufl. Heidelberg 2021, S. 21–35.

Braeseke, G. u. a.: Technische Assistenzsysteme in der pflegerischen Versorgung. In: Luthe, E.-W. u. a. (Hrsg.): Assistive Technologien im Sozial- und Gesundheitssektor. 1. Aufl. Wiesbaden 2022, S. 649–668.

Diakonie Deutschland: Sektorenübergreifende Versorgung für multimorbide alte Menschen – Diakonie für ältere Menschen - Diakonische Vision und gesundheitspolitische Forderungen. 2017. Online: https://www.diakonie.de/diakonie-texte/012017-sektorenuebergreifende-versorgung-fuer-multimorbide-alte-menschen [abgerufen am 23.3.2023].

Flick, U.: Qualitative Sozialforschung. Eine Einführung. 10. Aufl. Reinbek bei Hamburg 2007.

Glock, G. u. a.: Qualität der Arbeit, Beschäftigung und Beschäftigungsfähigkeit im Wechselspiel von Technologie, Organisation und Qualifikation – Branchenbericht: Pflege und Versorgung. 2018.

Hartmann, M./ Strickstrock, I.: Gesundheitsversorgung 2030 – Impulse eines Komplexträgers im Sozial- und Gesundheitswesen. In: Simon, B./ Krämer, N. (Hrsg.): Zukunft der Gesundheitsversorgung. 1. Aufl. Wiesbaden 2021, S. 99–110.

Jensch, E.: Integrierte Versorgungsmodelle neu gedacht. In: Simon, B./ Krämer, N. (Hrsg.): Zukunft der Gesundheitsversorgung. 1. Aufl. Wiesbaden 2021, S. 53–62.

Klapper, B.: Zusammenarbeit für den Patienten – noch keine Selbstverständlichkeit. In: GGW – Das Wissenschaftsforum in Gesundheit und Gesellschaft 3/2017, S. 16–22.

Kruse, A.: Anforderungen der Gerontologie an die Planung für ältere Menschen. In: Schubert, H. (Hrsg.): Integrierte Sozialplanung für die Versorgung im Alter. Grundlagen, Bausteine, Praxisbeispiele. 1. Aufl. Wiesbaden 2019, S. 19–42.

Kruse, J.: Reader „Einführung in die qualitative Interviewforschung". 2011. Online: https://www.soziologie.uni-freiburg.de/personen/kruse/publikationen [abgerufen am 10.9.2015].

Langner, B.: Schnittstellenmanagement im Pflegeheim. In: Pflege Zeitschrift 75/2022, S. 14–17.

Lohse, K./ Krupp, S.: Interdisziplinäre Behandlung im geriatrischen Team. In: Willkomm, M. (Hrsg.): Praktische Geriatrie: Klinik – Diagnostik – Interdisziplinäre Therapie. 1. Aufl. Stuttgart 2013, S. 61.

Mayring, P.: Qualitative Inhaltsanalyse. Grundlagen und Techniken. 11. akt. Aufl. Weinheim und Basel 2010.

Neubart, R.: Altenselbsthilfe. Bedeutung – Aufgaben – Organisation – Umsetzung. 1. Aufl. Berlin 2018.

Olotu, C. u. a.: Bedarf für eine perioperative Altersmedizin. Eine interdisziplinäre Aufgabe. In: Deutsches Ärzteblatt 116/2019, S. 63–72.

Peek, S. T. u. a.: What it Takes to Successfully Implement Technology for Aging in Place: Focus Groups with Stakeholders. In: Journal of Medical Internet Research 18/2016, S. 3.

Prilla, M. u. a.: Die Pflegebrille als Instrument der Digitalisierung in der Pflege: Nutzenpotentiale. In: Luthe, E.-W. u. a. (Hrsg.): Assistive Technologien im Sozial- und Gesundheitssektor. 1. Aufl. Wiesbaden 2022, S. 735–752.

Schang, L. u. a.: Neue Formen der Zusammenarbeit im ambulanten und stationären Sektor: ein innovatives Förderkonzept. In: Gesundheitswesen 82/2020, S. 514–519.

Schmitz, C. u. a.: Stand und Zukunft der interprofessionellen Zusammenarbeit in Deutschland. In: Amelung, V. E. u. a. (Hrsg.): Die Zukunft der Arbeit. 1. Aufl. Berlin 2020, S. 183–197.

Schneider, U. K.: Einrichtungsübergreifende elektronische Patientenakten. Zwischen Datenschutz und Gesundheitsschutz. 1. Aufl. Wiesbaden 2016.

Seemann, A./ Klann, C.: Digitalisierung in der Pflege beginnt bei Angehörigen von Pflegebedürftigen. In: Lux, G./Matusiewicz, D. (Hrsg.): Pflegemanagement und Innovation in der Pflege. 1. Aufl. Wiesbaden 2022, S. 303–315.

Seibert, K. u. a.: Application of digital technologies in nursing practice: Results of a mixed methods study on nurses' experiences, needs and perspectives. In: Zeitschrift für Evidenz, Fortbildung und Qualität im Gesundheitswesen 158–159/2020, S. 94–106.

Simon, B./Schmidt, A.: Teilhabeorientierte Rehabilitation der Zukunft – auf Datenevidenz basierend, entgrenzt und in sektorenübergreifende Versorgungsplattformen integriert. In: Simon, B./ Krämer, N. (Hrsg.): Zukunft der Gesundheitsversorgung. 1. Aufl. Wiesbaden 2021, S. 73–88.

Struckmann, V. u. a.: Versorgungsprozesse und das Zusammenspiel der Sektoren im internationalen Vergleich. In: Klauber, J. u. a. (Hrsg.): Krankenhaus-Report 2021. Versorgungsketten – Der Patient im Mittelpunkt. 1. Aufl. Berlin 2021, S. 3–24.

Werner, J. A.: Gesundheitsdaten als digitaler Kraftstoff der Zukunftsmedizin. In: Simon, B./ Krämer, N. (Hrsg.): Zukunft der Gesundheitsversorgung. 1. Aufl. Wiesbaden 2021, S. 167–175.

Beitrag 5

DiGA, DiPA & Co. – Bestandsaufnahme der technologischen Versorgungsformen

Prof. Dr. Martin Heckelmann

Abstract: Pflege- und Technologieanbieter entwickeln Innovationen ausgehend vom Kunden hin zur Produktgestaltung. Dabei kommen regelmäßig mehrere Zulassungsformen und Refinanzierungswege in Betracht. Verschiedene wissenschaftliche Beiträge haben sich zuletzt mit DiGA und DiPA auseinandergesetzt. Bislang fehlt jedoch eine vergleichende Betrachtung der Versorgungsformen. Die nachfolgende Darstellung will diese Lücke schließen, indem sie einen Entscheidungspfad beschreibt und Abgrenzungen zwischen den Versorgungsformen vornimmt.

1 Einführung

Viele Technologien basieren im Kern auf Software. Damit rücken aus Herstellersicht vor allem Digitale Gesundheitsanwendungen („DiGA“) und Digitale Pflegeanwendungen („DiPA“) in den Fokus. Sie bilden den Schwerpunkt der nachfolgenden Untersuchung, werden aber zudem von Hilfsmitteln und Pflegehilfsmitteln abgegrenzt. Dazu werden zunächst der Anwendungsbereich des jeweiligen Instruments erörtert, die Option begleitender Leistungen geklärt und das Einsatzspektrum zwischen ambulantem und stationärem Bereich untersucht. Sodann werden Zulassungsfragen behandelt, die Initiation bei der Versichertenperson beschrieben und ausführlich die Möglichkeiten der Refinanzierung erörtert.

2 DiGA

2.1 Anwendungsbereich

Die DiGA ist insbesondere in §§ 33a, 139e SGB V sowie in der begleitend erlassenen DiGA-Verordnung („DiGAV“) geregelt. Ergänzend hat das Bundesinstitut für Arzneimittel und Medizinprodukte („BfArM“) einen DiGA-Leitfaden herausgegeben.[1] Er dient dazu, das Verwaltungshandeln antizipieren zu können, stellt aber formal kein geltendes Recht dar.

Der DiGA-Leitfaden wird laufend überarbeitet.[2] Einerseits ist es erfreulich, dass er mit den technologischen Entwicklungen und den Erkenntnissen aus den Zulassungsverfahren Schritt halten soll. Andererseits berichten Hersteller, dass es den Zulassungsprozess erheblich erschwert, wenn sich die Nachweisanforderungen zwischenzeitlich und ohne Karenzzeit ändern.

2.1.1 Definition

Nach dem Gesetz handelt es sich bei DiGA um Anwendungen, die die Diagnose, Behandlung oder Überwachung von Krankheiten, Verletzungen oder Behin-

1 Bundesinstitut für Arzneimittel und Medizinprodukte: Das Fast-Track-Verfahren für digitale Gesundheitsanwendungen (DiGA) nach § 139e SGB V. 2023. Online: https://www.bfarm.de/SharedDocs/Downloads/DE/Medizinprodukte/diga_leitfaden.html [abgerufen am 15.7.2024].

2 Jorzig/Kellermeier: Besondere datenschutzrechtliche Anforderungen an Gesundheitsapps auf Rezept (DiGA). In: MedR 2021, S. 976, 978.

derungen unterstützen.[3] Dabei genügt auch schon der *Verdacht* einer Erkrankung.[4] Anwendungen mit Monitoring-Funktionen stellen DiGA dar, wenn die Ergebnisse die Diagnose oder Therapie beeinflussen.[5]

§ 33a Abs. 4 Satz 2 SGB V stellt klar, dass DiGA auch auf neuen Untersuchungs- und Behandlungsmethoden fußen dürfen. Die gesetzliche Regelung ist deshalb wichtig, weil es damit nicht auf eine vorherige Bewertung durch die gemeinsame Selbstverwaltung ankommt.[6]

Gemäß § 33a Abs. 1 SGB V braucht eine DiGA eine Hauptfunktion, die auf digitalen Technologien fußt. Damit ist nicht gesagt, dass es sich bei einer DiGA stets um Software handeln muss. Werkstücke sind digitale Technologien insbesondere dann, wenn in ihnen Transistoren verbaut sind. Denn dann vollzieht sich die Verarbeitung – anders als etwa einem Hammer, der auch „Hardware" darstellt – digital. Rein mechanische oder analoge Technik scheidet spiegelbildlich aus.[7]

In diesem Zusammenhang wird teilweise grundsätzlich infrage gestellt, ob Hardware und andere körperliche Gegenstände DiGA sein können. Argumentiert wird, § 33a Abs. 3 SGB V verlange eine Bereitstellung auf digitalem Wege, womit der Versand von Maschinen und anderen Gerätschaften nur schwer vereinbar sei.[8] Dem ist zu entgegnen, dass software-basierte Lösungen häufig mit Hardware flankiert werden, etwa um mit Sensoren oder Eingabegeräten eine bestimmte Funktionalität zu gewährleisten. Richtig ist daher, dass Hardware dazugehören darf, wenn sie einen unwesentlichen Bestandteil der DiGA darstellt.[9]

Das Gesetz legt sich bewusst nicht auf bestimmte Entwicklungen oder Technologien fest.[10] Folglich kann es auch nicht auf den Distributionsweg der Software ankommen. Zulässig sind daher alle denkbaren Verteilarten und Einsatzorte wie etwa PC/Datenträger, Smartphone/App und Cloud/SaaS.

Es ist nicht erforderlich, dass sich an die Nutzung der DiGA eine ärztliche Behandlung anschließt. Das Gesetz verlangt für die Refinanzierung der DiGA keine weiteren Maßnahmen von Leistungserbringern.[11]

---

3 Rolfs u. a.: BeckOK Sozialrecht. 2022, § 33a; Rehmann/Tillmanns: E-Health. Digital Health. 2022, Kap. 2; Jorzig/Kellermeier: Besondere datenschutzrechtliche Anforderungen an Gesundheitsapps auf Rezept (DiGA). In: MedR 2021, S. 976–979.

4 Altmiks, in: Körner/Krasney/Mutschler/Rolfs, Kasseler Kommentar, Stand November 2022, § 33a SGB V Rn. 6.

5 Altmiks, in: Körner/Krasney/Mutschler/Rolfs, Kasseler Kommentar, Stand November 2022, § 33a SGB V Rn. 7.

6 Rolfs u. a.: BeckOK Sozialrecht. 2022, § 33a Rn. 33.

7 Becker/Kingreen: SGB V. 2022, § 33a Rn. 10.

8 Altmiks, in: Körner/Krasney/Mutschler/Rolfs, Kasseler Kommentar, Stand November 2022, § 33a SGB V Rn. 8.

9 Lauer u. a.: Digitale Gesundheitsanwendungen (DiGA). In: Bundesgesundheitsblatt 2021, S. 1232 f.

10 Becker/Kingreen: SGB V. 2022, § 33a Rn. 10.

11 Becker/Kingreen: SGB V. 2022, § 33a Rn. 13.

Technologien, die allein die ärztliche Behandlung unterstützen, unterfallen nicht dem Begriff der DiGA.[12] Erforderlich ist vielmehr, dass die Anwendung zumindest auch vom Versicherten genutzt wird.[13] Auch Anwendungen zur reinen Wissensvermittlung stellen keine DiGA dar.[14]

Es kann also Software-Lösungen zum Erhalt und zur Verbesserung der Gesundheit geben, die keine DiGA sind.[15] Diese unterliegen zwar keinen speziellen Zulassungsvoraussetzungen, sind spiegelbildlich aber auch von der Refinanzierung durch die Krankenkasse ausgeschlossen. Zu nennen ist insbesondere die Fallgruppe derjenigen Anwendungen, die lediglich Daten sammeln, übertragen oder archivieren.[16]

Beispiele für DiGA sind Apps zur Überwachung oder Therapie von Diabetes, Adipositas, Tinnitus, Skelettproblemen oder psychischer Erkrankungen.[17] Abstrakt dürfte es bei den in Verkehr gebrachten Apps häufig um Therapiesicherheit und -adhärenz gehen.[18]

2.1.2 Medizinprodukt

Die DiGA ist zwingend Medizinprodukt, § 33a Abs. 1 Satz 1 SGB V, namentlich nach Klasse I oder IIa.[19] Ob eine Software als Medizinprodukt einzuordnen ist, hängt von der subjektiven Zweckbestimmung durch den Hersteller ab.[20] Diese kann auslegungsbedürftig sein. Liegt einer Software, die einen physiologischen Zustand untersucht, kein medizinischer Zweck zugrunde, ist sie weder DiGA noch Medizinprodukt.[21]

Umgekehrt ist jedoch nicht jedes Medizinprodukt eine DiGA. Insbesondere Anwendungen mit höherem Risiko – also aus den Klassen IIb und III – unterliegen dem Regime des MPG, können aber nicht als DiGA gelistet werden.[22]

12 Altmiks, in: Körner/Krasney/Mutschler/Rolfs, Kasseler Kommentar, Stand November 2022, § 33a SGB V Rn. 11; Becker/Kingreen: SGB V. 2022, § 33a Rn. 12.

13 Baierl: Digitale Gesundheitsanwendungen und digitale Präventionsangebote als Sachleistungsanspruch des Trägers der Landwirtschaftlichen Sozialversicherung. In: Soziale Sicherheit in der Landwirtschaft 2/2021, S. 23.

14 Baierl: Digitale Gesundheitsanwendungen und digitale Präventionsangebote als Sachleistungsanspruch des Trägers der Landwirtschaftlichen Sozialversicherung. In: Soziale Sicherheit in der Landwirtschaft 2/2021, 23–26.

15 Rehmann/Tillmanns: E-Health. Digital Health. 2022, Kap. 2 Rn. 248.

16 Rehmann/Tillmanns: E-Health. Digital Health. 2022, Kap. 3 Rn. 91.

17 Axer: Verfassungsrechtliche Fragen der Erbringung digitaler Gesundheitsanwendungen nach dem SGB V. In: MedR 2022, S. 269 f.; Severin: Viel Konfliktstoff bei Gesundheits-Apps. In: G+G 3/2022, S. 26 f.

18 Rehmann/Tillmanns: E-Health. Digital Health. 2022, Kap. 2 Rn. 197 und 203.

19 Rolfs u. a.: BeckOK Sozialrecht. 2022, § 33a Rn. 12; Rehmann/Tillmanns: E-Health.Digital Health. 2022, Kap. 2 Rn. 207.

20 Von Zezschwitz/Kley: Digitale Gesundheitsleistungen. In: MedR 2021, S. 868.

21 Rolfs u. a.: BeckOK Sozialrecht. 2022, § 33a Rn. 8.

22 Engelmann/Schlegel: juris PraxisKommentar SGB V. 2020, § 33a Rn. 11; Baierl: Digitale Gesundheitsanwendungen und digitale Präventionsangebote als Sachleistungsanspruch des Trägers der Landwirtschaftlichen Sozialversicherung. In: Soziale Sicherheit in der Landwirtschaft 2/2021, S. 23–26.

Der Umstand, dass eine DiGA ein Unterfall des Medizinprodukts ist, ändert nichts daran, dass reine Software-Lösungen DiGA sein können. Denn auch der Begriff des Medizinprodukts ist dafür offen. Auf die Hinzunahme von Hardware kommt es nicht an.[23] Entscheidend für die zusätzliche Einordnung als DiGA ist neben der Risikoarmut letztlich, ob die eigentliche medizinische Funktionalität mehr in der Software als in der Hardware zu finden ist.[24]

2.1.3 Prävention

Weil die Krankenbehandlung im Fokus steht, sind Angebote zur Primärprävention nicht DiGA-fähig.[25] Als zusätzliche Bestandteile sind solche Funktionen jedoch unschädlich, wenn die medizinische Zweckbestimmung im Vordergrund steht.[26] Wie die Komponenten zu gewichten sind und die im Vordergrund stehende Leistung zu bestimmen ist, wird nicht näher bestimmt. Das erzeugt Rechtsunsicherheit und stellt die Praxis vor erhebliche Probleme.

Angesichts der Krankenbehandlung als Voraussetzung für eine DiGA fragt sich zudem, ob Anwendungen mit Bezug zur Schwangerschaft überhaupt DiGA-fähig sind. Teilweise wird dies bezweifelt[27], ist aber richtigerweise mit einer Analogie zu § 25c Nr. 2 SGB V zu bejahen.

2.1.4 Alltagsgegenstände

Fraglich ist, ob auch allgemeine Gegenstände des täglichen Lebens – etwa eine allgemein-funktionale App oder die Beigabe eines Fitnessarmbands – als DiGA gelistet werden können. Das wird zu verneinen sein. Dies ergibt sich zwar nicht direkt aus § 33a SGB V, dem eine dem § 33 Abs. 1 Satz 1 SGB V entsprechende Formulierung fehlt. Zweifelhaft ist auch die Begründung, in Analogie zu § 33 SGB V seien solche

---

23 Baierl: Digitale Gesundheitsanwendungen und digitale Präventionsangebote als Sachleistungsanspruch des Trägers der Landwirtschaftlichen Sozialversicherung. In: Soziale Sicherheit in der Landwirtschaft 2/2021, S. 23.

24 Ähnlich Leupold/Wiesner: IT-Recht. 2021, Teil 13 Rn. 24, die aber nicht ganz nachvollziehbar zwischen Embedded und Standalone Software unterscheiden.

25 Bundesinstitut für Arzneimittel und Medizinprodukte: Das Fast-Track-Verfahren für digitale Gesundheitsanwendungen (DiGA) nach § 139e SGB V. 2023. Online: https://www.bfarm.de/SharedDocs/Downloads/DE/Medizinprodukte/diga_leitfaden.html [abgerufen am 15.7.2024]; Baierl: Digitale Gesundheitsanwendungen und digitale Präventionsangebote als Sachleistungsanspruch des Trägers der Landwirtschaftlichen Sozialversicherung. In: Soziale Sicherheit in der Landwirtschaft 2/2021, S. 23, S. 30 f.

26 Bundesinstitut für Arzneimittel und Medizinprodukte: Das Fast-Track-Verfahren für digitale Gesundheitsanwendungen (DiGA) nach § 139e SGB V. 2023, S. 20 f. Online: https://www.bfarm.de/SharedDocs/Downloads/DE/Medizinprodukte/diga_leitfaden.html [abgerufen am 15.7.2024].

27 Baierl: Digitale Gesundheitsanwendungen und digitale Präventionsangebote als Sachleistungsanspruch des Trägers der Landwirtschaftlichen Sozialversicherung. In: Soziale Sicherheit in der Landwirtschaft 2/2021, S. 23–25.

Produkte auszuschließen.[28] Zu bedenken ist dabei nämlich, dass § 33a SGB V einen eigenständigen Anspruch des Versicherten normiert, der neben dem Anspruch gemäß § 33 SGB V steht. Ob hier von einer planwidrigen Regelungslücke gesprochen werden kann, erscheint mehr als fraglich. Allerdings ist zu beachten, dass DiGA zwingend Medizinprodukte sind und der Medizinproduktebegriff Alltagsgegenstände ausschließt.[29]

Das gesetzestechnisch gefundene Ergebnis ist gleichwohl zu kritisieren. Technologische Innovationen entstehen heutzutage durch Kombination von Hard- und Software. Während die Entwicklung neuer Hardware sehr teuer ist, sind auch leistungsfähige Standardkomponenten vergleichsweise günstig in der Anschaffung. Daher wird häufig die Software individuell entwickelt und auf frei verfügbarer Hardware gefahren. Wenn eine Software nicht auf allen Geräten einer Kategorie lauffähig ist und z. B. ein bestimmtes Tablet mit genau definierten Leistungsdaten voraussetzt, sollte dieses Paket nicht allein wegen der begleitenden Alltagsfunktionen vom Begriff des Hilfsmittels ausgeschlossen werden. Im Sinne von § 33a Abs. 1 Satz 4 SGB V sollte zumindest eine Aufteilung der Funktionen in einen spezifischen und refinanzierten und einen allgemeinen und vom Nutzer zu tragenden Teil möglich sein. In Anbetracht der unsicheren Rechtslage ist Anbietern beim Design ihrer Produkte einstweilen jedoch zu raten, entweder nur Hardware ohne Alltags-Funktionen einzusetzen oder die Anschaffung der Hardware dem Kunden zu überlassen und allein die Software zu liefern.

2.1.5 Weitere Anwendungsfelder

DiGA können zudem im Rahmen von §§ 42 Abs. 2 Nr. 6a, 47a SGB IX zugelassen werden, wenn sie einer drohenden Behinderung vorbeugen, den Erfolg der Heilbehandlung sichern oder eine Behinderung ausgleichen können. Zudem können DiGA gemäß § 139e Abs. 12 SGB V auch von Trägern der Rentenversicherung erbracht werden. Dadurch werden zwar die Zulassungsanforderungen nicht abgesenkt,[30] aber der Kreis der potenziellen Nutzer und ihrer Kostenträger erweitert.

Von der DiGA zu unterscheiden sind sogenannte medizinische Anwendungen. Diese ergänzen strukturierte Behandlungsprogramme bei chronischen Erkran-

28 Rehmann/Tillmanns: E-Health. Digital Health. 2022, Kap. 2 Rn. 250; indirekt und ohne nähere Begründung offenbar auch Bundesinstitut für Arzneimittel und Medizinprodukte: Das Fast-Track-Verfahren für digitale Gesundheitsanwendungen (DiGA) nach § 139e SGB V. 2023, S. 13, S. 20 f. Online: https://www.bfarm.de/SharedDocs/Downloads/DE/Medizinprodukte/diga_leitfaden.html [abgerufen am 15.7.2024].

29 Becker/Kingreen: SGB V. 2022, § 33a Rn. 25.

30 Becker/Kingreen: SGB V. 2022, § 139e SGB V Rn. 35; Tabbara: Mehr Inklusion möglich machen. In: NZS 2021, S. 665, S. 670.

kungen und unterfallen der Prüfkompetenz des Gemeinsamen Bundesausschusses, § 137f Abs. 8 SGB V.[31]

2.2 Begleitende Leistungen

Annex-Leistungen sind bei DiGA nicht gesetzlich vorgesehen.

2.3 Einsatz im stationären und ambulanten Bereich

DiGA können sowohl stationär als auch ambulant eingesetzt werden.

2.4 Zulassung

Für die Zulassung als DiGA ist die Aufnahme in das DiGA-Verzeichnis erforderlich, § 33a Abs. 1 Satz 2 Nr. 1 SGB V. Das dient freilich nicht der Herstellung der Verkehrsfähigkeit, sondern der Möglichkeit einer Refinanzierung durch die Sozialversicherung.[32]

2.4.1 Verfahren

Der Hersteller muss einen Antrag stellen und das Zulassungsverfahren des BfArM durchlaufen. Für diese Zwecke legt die DiGAV Anforderungen an das Produkt fest, um Funktionstauglichkeit, Qualität, Sicherheit und Datenschutz zu sichern.[33] Beachtlich, aber an dieser Stelle nicht weiter zu vertiefen, ist die Kritik, dass die Verlagerung der Entscheidungsgewalt auf das BfArM verfassungsrechtlich zweifelhaft ist.[34]

Zudem ist ein positiver Versorgungseffekt nachzuweisen, wenn nicht der Weg einer Erprobungs-DiGA eingeschlagen wird. Positive Versorgungseffekte sind gemäß § 8 Abs. 1 DIGAV entweder ein medizinischer Nutzen oder patientenrelevante Struktur- oder Verfahrensverbesserungen. Beide Begriffe werden in § 8 Abs. 2 und 3 DIGAV näher umschrieben.

31 Einzelheiten bei Tiedeman*n:* Digitale medizinische Anwendungen in strukturierten Behandlungsprogrammen. In: MedR 2022, S. 304 ff.

32 Becker/Kingreen: SGB V. 2022, § 33a Rn. 5.

33 Dazu etwa Rolfs u. a.: BeckOK Sozialrecht. 2022, § 139e Rn. 9 ff. und Kircher: Anforderungen an digitale Gesundheitsanwendungen. In: MedR 2022, S. 278, S. 280 ff.

34 Rolfs u. a.: BeckOK Sozialrecht. 2022, § 139e Rn. 2; Axer: Verfassungsrechtliche Fragen der Erbringung digitaler Gesundheitsanwendungen nach dem SGB V. In: MedR 2022, S. 269, S. 271 ff.; Baierl: Digitale Gesundheitsanwendungen und digitale Präventionsangebote als Sachleistungsanspruch des Trägers der Landwirtschaftlichen Sozialversicherung. In: Soziale Sicherheit in der Landwirtschaft 2/2021, S. 23 f.

Für den Nachweis ist die Vorlage einer Studie erforderlich, die die Anwendung der DiGA ihrer Nichtanwendung gegenüberstellt.[35] Diese Studie muss nicht das Niveau einer klinischen Studie aufweisen[36], sondern darf sich auf einen retrospektiven oder prospektiven Vergleich mit der Nichtanwendung beschränken.[37] Sie muss von einer Institution durchgeführt werden, die sowohl fachlich als auch vom Hersteller unabhängig ist.[38]

Die Liste der bisher zugelassenen DiGA ist online beim BfArM verfügbar.[39] Für die Preiskalkulation des Herstellers ist von Interesse, eine gewisse Mindestnutzungsdauer festzulegen. Bislang geben die Hersteller von DiGA meist eine Dauer von 90 Tagen an.[40]

Für die Entscheidung über den vollständigen Antrag hat das BfArM drei Monate Zeit. Fehlende Anlagen und Informationen sind zu benennen und Antragstellern weitere drei Monate für die Nachbesserung zu geben, § 139e Abs. 3 SGB V.

Bei Erfüllung der Voraussetzungen hat der Hersteller einen Anspruch auf Aufnahme in das Verzeichnis. Das BfArM hat also kein Rechtsfolgen-Ermessen.[41] Hinsichtlich der Anforderung von Nachweisen und der Abläufe der Zulassung muss ihm jedoch ein gewisser Beurteilungsspielraum, also ein Ermessen auf Tatbestands-Seite zuerkannt werden.[42]

Das BfArM ist verpflichtet, potenzielle Antragsteller zu beraten, § 139e Abs. 8 Satz 2 SGB V. Die Beratung kostet zwischen 250 und 5.000 Euro, §§ 139e Abs. 8 Satz 3 SGB V, 27 Abs. 1 DIGAV. Sie umfasst nicht nur das Zulassungsverfahren, sondern auch die Erstattungsfähigkeit gegenüber den gesetzlichen Kostenträgern.[43]

35 Altmiks, in: Körner/Krasney/Mutschler/Rolfs, Kasseler Kommentar, Stand November 2022, § 33a SGB V Rn. 22; Engelmann/Schlegel: jurisPraxisKommentar SGB V. 2020, § 139e Rn. 36.

36 Kluckert: Die Aufnahme digitaler Gesundheitsanwendungen in die Regelversorgung der GKV nach dem Digitale-Versorgung-Gesetz unter besonderer Berücksichtigung der Bedeutung der evidenzbasierten Medizin. In: SGb 2020, S. 197–199.

37 Rolfs u. a.: BeckOK Sozialrecht. 2022, § 139e Rn. 13.

38 Becker/Kingreen: SGB V. 2022, § 139e Rn. 18.

39 Bundesinstitut für Arzneimittel und Medizinprodukte. Online: https://diga.bfarm.de/de/verzeichnis [abgerufen am 15.7.2024].

40 Stoff-Ahnis: Digitale Gesundheitsanwendungen – Das erste Jahr aus Sicht der Gesetzlichen Krankenversicherung. In: MedR 2022, S. 285, S. 288.

41 Altmiks, in: Körner/Krasney/Mutschler/Rolfs, Kasseler Kommentar, Stand Juli 2021, § 139e SGB V Rn. 44; Becker/Kingreen: SGB V. 2022, § 139e Rn. 13; Baierl: Digitale Gesundheitsanwendungen und digitale Präventionsangebote als Sachleistungsanspruch des Trägers der Landwirtschaftlichen Sozialversicherung. In: Soziale Sicherheit in der Landwirtschaft 2/2021, S. 23 ff.

42 Becker/Kingreen: SGB V. 2022, § 139e SGB V Rn. 20.

43 Becker/Kingreen: SGB V. 2022, § 139e SGB V Rn. 33.

2.4.2 Sandbox und Erprobungs-DiGA

Die DiGA ist nicht nur angetreten, um das System der Sozialversicherung gegenüber technologischen und vor allem Software-Innovationen zu öffnen. Beabsichtigt war damit auch eine Beschleunigung der Zulassung. Um diese nicht durch lange Preisverhandlungen allzu sehr zu verzögern (was schon Hersteller aus Liquiditätsgründen zur Aufgabe zwang), sieht das Gesetz zum einen Preisfreiheit im ersten Jahr und zum anderen Erprobungs-DiGA vor.

Preisfreiheit meint den Umstand, dass die Kostenträger den vom Hersteller festgesetzten Preis gemäß § 134 Abs. 1 Satz 2, Abs. 5 Satz 1 SGB V im ersten Jahr nach Aufnahme in das DiGA-Verzeichnis zu bezahlen haben, ohne dass dem eine vorherige Einigung auf den Preis vorausgehen muss.[44] Diese innovationsfreundliche „Sandbox" stieß dem GKV-Spitzenverband schon im Gesetzgebungsverfahren übel auf.[45] In der Praxis ist der freien Preisbildung im ersten Jahr ein Riegel dadurch vorgeschoben worden, dass die Herstellerverbände und der GKV-Spitzenverband auf Basis von § 134 Abs. 5 Satz 3 Nr. 2 SGB V einen Rahmenvertrag über Höchstbeträge abgeschlossen haben[46], was wohl auch dem gesetzgeberischen Leitbild entspricht.[47]

Erprobungs-DiGA sind solche, die ihre positiven Versorgungseffekte noch nicht endgültig belegen können, aber die im Einsatz gewonnenen Daten mit genau diesem Untersuchungsziel erheben und auswerten wollen und zu diesem Zweck für begrenzte Zeit in das DiGA-Verzeichnis aufgenommen werden.[48] Von dieser Möglichkeit wird in der Praxis rege Gebrauch gemacht.[49] Der Zeitraum für die Erprobung kann nach dem Ermessen des BfArM einmal um höchstens 12 Monate verlängert werden. Dadurch verlängert sich jedoch nicht die freie Preisbildung im ersten Jahr. Die Vergütung im Verlängerungszeitraum unterliegt ebenso wie die Regelversorgung dem ausgehandelten und notfalls über die Schiedsstelle erzwungenen Ergebnis.[50]

Mitarbeitende des BfArM loben dieses durchaus neuartige Zulassungs- und Bepreisungsverfahren als „tatsächlichen" Fast Track, der eine Bewertung „in

44 Baierl: Digitale Gesundheitsanwendungen und digitale Präventionsangebote als Sachleistungsanspruch des Trägers der Landwirtschaftlichen Sozialversicherung. In: Soziale Sicherheit in der Landwirtschaft 2/2021, S. 23 f.

45 Positionspapier des GKV-Spitzenverbands vom 02.12.2020, S. 3 f.

46 Jaeger: Digitale Gesundheitsanwendungen und ihr Verhältnis zu Selektivverträgen. In: MedR 2022, S. 296 f.

47 Axer: Verfassungsrechtliche Fragen der Erbringung digitaler Gesundheitsanwendungen nach dem SGB V. In: MedR 2022, S. 269, S. 276.

48 Krasney: Digitale Gesundheitsanwendungen – auf dem Weg zu einem etablierten Versorgungsbereich. In: SGb 2022, S. 517 f.

49 Axer: Verfassungsrechtliche Fragen der Erbringung digitaler Gesundheitsanwendungen nach dem SGB V. In: MedR 2022, S. 269 f.

50 Stoff-Ahnis: Digitale Gesundheitsanwendungen – Das erste Jahr aus Sicht der Gesetzlichen Krankenversicherung. In: MedR 2022, S. 285, S. 288.

kurzer Zeit“ erlaube.[51] Hinter vorgehaltener Hand berichten Hersteller und Zertifizierer hingegen von einer realistischen Dauer von 14–24 Monaten allein für das Verfahren mit dem BfArM, nachdem das Produkt aus Herstellersicht fertig entwickelt ist.

2.4.3 Änderungen am Produkt

Der Hersteller muss wesentliche Änderungen am Produkt wie auch notwendige Änderungen der im DiGA-Verzeichnis aufgeführten Informationen dem BfArM anzeigen.[52] Als Hilfe zur Entscheidung, ob eine wesentliche Änderung vorliegt, stellt das BfArM gemäß § 18 Abs. 2 Satz 1 DIGAV einen Prüfbogen zur Verfügung.[53]

Diese legislatorische Anforderung ist schwer vereinbar mit den bei Software schon aus Sicherheitsgründen laufend einzuspielenden Updates. Zudem ist noch völlig unklar, wie diese Regeln auf DiGA anzuwenden sind, die sich Künstlicher Intelligenz („KI“) bedienen. Unbestritten könnten KI-Anwendungen bei DiGA und noch mehr bei der auf Umfeldverbesserung abzielenden DiPA[54] erhebliche Mehrwerte für die Betroffenen schaffen. Viele KI-Modelle haben jedoch damit zu kämpfen, dass die von der KI gelieferten Ergebnisse nicht vorhersagbar oder reproduzierbar sind. Darauf sind die aktuellen Regelungen erkennbar nicht vorbereitet.

2.5 Initiation

Mit der Zulassung hat die DiGA noch nicht ihren Nutzer gefunden. Dafür muss sie ärztlich oder psychotherapeutisch verordnet werden, § 33a Abs. 1 Satz 2 Nr. 2 SGB V. Selbstredend genügt eine elektronische Verordnung.[55]

Alternativ könnte auch die Krankenkasse von sich aus die DiGA genehmigen, § 33a Abs. 1 Satz 2 Nr. 2 SGB V. Dazu muss aber die medizinische Indikation nachgewiesen sein[56], was wiederum die ärztliche oder psychotherapeutische Bestätigung erfordert.[57] Wird eine solche Person eingeschaltet, ist es leichter, wenn sie direkt die

51 Lauer u. a.: Digitale Gesundheitsanwendungen (DiGA): Bewertung der Erstattungsfähigkeit mittels DiGA-Fast-Track-Verfahrens im Bundesinstitut für Arzneimittel und Medizinprodukte (BfArM). In: Bundesgesundheitsblatt 2021, S. 1232 f.

52 Altmiks, in: Körner/Krasney/Mutschler/Rolfs, Kasseler Kommentar, Stand Juli 2021, § 139e SGB V Rn. 54; Lauer u. a.: Digitale Gesundheitsanwendungen (DiGA): Bewertung der Erstattungsfähigkeit mittels DiGA-Fast-Track-Verfahrens im Bundesinstitut für Arzneimittel und Medizinprodukte (BfArM). In: Bundesgesundheitsblatt 2021, S. 1232, S. 1235.

53 Abrufbar unter https://www.bfarm.de/SharedDocs/Downloads/DE/Medizinprodukte/diga_pruefbogen.html.

54 Wrackmeyer-Schoene: Digitalisierte Pflegeanwendungen (DiPA) als Sozialhilfe. In: info also 2022, S. 157–159 nennt als Beispiel eine KI-basierte Analyse zur Sturzprävention.

55 Rolfs u. a.: BeckOK Sozialrecht. 2022, § 33a Rn. 38.

56 Knickrehm u. a.: Kommentar zum Sozialrecht, § 33a Rn. 3.

57 Rolfs u. a.: BeckOK Sozialrecht. 2022, § 33a Rn. 21.

DiGA verordnet. Der Genehmigung durch die Krankenkasse wird in der Praxis daher keine messbare Bedeutung zukommen.

Anbieter dürfen nicht außer Acht lassen, dass der für DiGA (und DiPA) typische Vertrieb über Downloads, z. B. aus App-Stores, das fernabsatzrechtliche Widerrufsrecht zur Anwendung bringt.[58]

2.6 Refinanzierung

Die Pflicht zur Vergütung durch die Kostenträger erfordert wie im Sozialrecht üblich eine Vereinbarung, § 134 SGB V. Bei der Verhandlung haben sich die Beteiligten von Preisbemessungskriterien wie etwa dem nachgewiesenen medizinischen Nutzen oder der nachgewiesenen Strukturverbesserung leiten lassen.[59] Kommt ein geeinigter Preis nicht zustande, kann jede Seite die Schiedsstelle anrufen, § 134 Abs. 2 SGB V.

Alternativ steht der Weg über einen Selektivvertrag offen.[60] Dessen Abschluss bedarf jedoch bei Ausweitung der Leistungen der Krankenkasse eventuell einer entsprechenden Satzungsgrundlage des Kostenträgers.[61]

Die Verbände der Hersteller und der GKV-Spitzenverband haben von der in § 134 Abs. 4 und 5 SGB V eröffneten Möglichkeit Gebrauch gemacht, eine Rahmenvereinbarung über die Preisfindung abzuschließen. Gegen diese Preisdeckelung werden zwar mit guten Argumenten verfassungsrechtliche Bedenken gehegt.[62] Allerdings betrifft die Regelung den Bereich der Leistungsverwaltung, in dem der Gesetzgeber ein weites Ermessen genießt. Die Anbieter müssen daher voraussichtlich auch perspektivisch mit der Obergrenze leben.

Auffällig ist, dass in der Regel Fixpreise pro Anwender vereinbart werden. Denkbar wäre auch eine gestaffelte Preiskalkulation, die mit der Zahl der Nutzer degressiv verläuft. Das würde innovationsfördernd wirken, weil es die hohen anfänglichen Entwicklungskosten auffängt und deren Verhältnis zu den gerade bei Apps eher geringen Stückkosten besser und gerechter abbildet. So aber wird ein System erzeugt, in dem kein Platz ist für die Therapie seltener Erkrankungen und gleichzeitig Blockbuster-Anwendungen viel zu teuer erkauft werden.[63]

58 Leupold u. a.: IT-Recht. 2021, Teil 13 Rn. 15.
59 Rehmann/Tillmanns: E-Health. Digital Health. 2022, Kap. 2 Rn. 264.
60 Dazu im Einzelnen Jaeger: Digitale Gesundheitsanwendungen und ihr Verhältnis zu Selektivverträgen – Ergänzung oder Alternative? In: MedR 2022, S. 296, S. 299 ff.
61 Rehmann/Tillmanns: E-Health. Digital Health. 2022, Kap. 2 Rn. 185.
62 Rehmann/Tillmanns: E-Health. Digital Health. 2022, Kap. 2 Rn. 262.
63 Anders offenbar Axer, MedR 2022, 269, 270, der ohne nähere Begründung von linearen Gestehungskosten ausgeht.

Zuzahlungen wie etwa im Bereich der Versorgung mit Medikamenten sind bei der DiGA nicht erforderlich.[64] Das schließt nicht aus, dass der Hersteller höhere als die mit den Kostenträgern vereinbarten Preise verlangt. Dies führt lediglich dazu, dass der überschießende Teil vom Nutzer zu tragen ist, § 33a Abs. 1 Satz 4 SGB V. Ein solcher privat-finanzierter Teil kann sich entweder quantitativ aus einem höheren Preis oder qualitativ aus zusätzlichen Funktionen ergeben, die – etwa wegen ihres Allgemeinbezugs – vom Leistungsumfang der DiGA ausgeklammert wurden.[65]

Die DiGA wird als Sachleistung erbracht.[66] Nur ausnahmsweise kann die Versichertenperson die Bestellung verauslagen und Kostenersatz verlangen.[67]

3 DiPA

Digitale Pflegeanwendungen (DiPA) ergänzen seit kurzem die Digitalen Gesundheitsanwendungen im Pflegebereich.

3.1 Anwendungsbereich

DiPA sind insbesondere durch die §§ 40a , 40b, 78a SGB XI sowie die DiPA-Verordnung („DiPAV“) geregelt. Zudem hat das BfArM einen DiPA-Leitfaden herausgegeben, der das Zulassungsverfahren beschreibt.[68]

§ 40a Abs. 1 SGB XI definiert DiPA als Anwendungen, die wesentlich auf digitalen Technologien beruhen und von den Pflegebedürftigen oder in der Interaktion von Pflegebedürftigen mit Angehörigen, sonstigen ehrenamtlich Pflegenden oder zugelassenen ambulanten Pflegeeinrichtungen genutzt werden, um Beeinträchtigungen der Selbstständigkeit oder der Fähigkeiten des Pflegebedürftigen zu mindern oder einer Verschlimmerung der Pflegebedürftigkeit entgegenzuwirken, soweit die Anwendung nicht wegen Krankheit oder Behinderung von der Krankenversicherung oder anderen zuständigen Leistungsträgern zu leisten ist.

§ 40a Abs. 1a SGB XI ergänzt das Spektrum um Anwendungen, die pflegende Angehörige oder sonstige ehrenamtlich Pflegende in den in § 14 Abs. 2 genannten

64 Axer: Verfassungsrechtliche Fragen der Erbringung digitaler Gesundheitsanwendungen nach dem SGB V. In: MedR 2022, S. 269 f.

65 Altmiks, in: Körner/Krasney/Mutschler/Rolfs, Kasseler Kommentar, Stand November 2022, § 33a SGB V Rn. 31; Ehmann u. a.: Gesamtkommentar Sozialrechtsberatung. 2023, § 33a Rn. 8; Engelmann/Schlegel: juris PraxisKommentar SGB V. 2020, § 33a Rn. 16 f.

66 Ehmann u. a.: Gesamtkommentar Sozialrechtsberatung. 2023, § 33a Rn. 7; Becker/Kingreen: SGB V. 2022, § 33a Rn. 26.

67 Krasney: Digitale Gesundheitsanwendungen – auf dem Weg zu einem etablierten Versorgungsbereich. In: SGb 2022, S. 517 ff.

68 DiPA-Leitfaden (Stand 11.10.2023). Online: https://www.bfarm.de/SharedDocs/Downloads/DE/Medizinprodukte/dipa_leitfaden.html [abgerufen am 15.7.2024].

Bereichen oder bei der Haushaltsführung unterstützen und die häusliche Versorgungssituation des Pflegebedürftigen stabilisieren.

§ 8 Abs. 3 DiGAV nennt verschiedene, auf das Umfeld und die Selbstbestimmtheit abzielende Zwecke, die sich als Pflegeanwendung denken lassen. Gemein sind allen Struktur- und Verfahrensverbesserungen, dass sie Versorgungsdefizite abdecken sollen, die beispielsweise sprachliche, sozioökonomische, kulturelle oder weltanschauliche Gründe haben.[69]

Damit ist der Einsatzbereich von DiPA recht weit gesteckt. Auch die Haushaltsführung ist umfasst. Hardware kann dazugehören, wenn sie einen unwesentlichen Bestandteil der DiPA darstellt.[70] Im Gegensatz zu DiGA sind DiPA nicht auf Anwendungen beschränkt, die zugleich Medizinprodukte sind.[71] Nach dem Wortlaut des § 40a Abs. 1 SGB XI kann die DiPA auch den Zweck verfolgen, der „Verschlimmerung der Pflegebedürftigkeit entgegenzuwirken". Das ist deshalb interessant, weil das Gesetz damit Präventivangebote zumindest bei schon vorhandener Pflegebedürftigkeit zulässt.

Auch in persönlicher Hinsicht ist der Begriff der DiPA weiter gefasst als der der DiGA. Die DiPA muss nämlich nicht zwingend von der Versichertenperson genutzt werden, sondern kann auch vorrangig von den professionell und familiär Pflegenden eingesetzt werden.[72]

Alltagsgegenstände oder -anwendungen des täglichen Lebens sollen hingegen nicht vom Begriff der DiPA umfasst sein.[73] Denn die Finanzierung der normalen Lebenshaltung ist nicht Aufgabe der Sozialversicherung.[74] Erforderliche Standard-Hardware wie etwa Smartphone oder Computer muss die Versichertenperson daher selbst vorhalten.[75]

---

69 Becker/Kingreen: SGB V. 2022, § 139e Rn. 12.

70 Braun: Digitale Pflegeanwendungen in der gesetzlichen Pflegeversorgung. In: NZS 2021, S. 710 f.; Malorny: Hardware-gestützte Telepflege 2.0 – Einordnung als digitale Pflegeanwendung (DiPA)? In: NZS 2022, S. 443, 447.

71 Baierl: Digitale Gesundheitsanwendungen und digitale Präventionsangebote als Sachleistungsanspruch des Trägers der Landwirtschaftlichen Sozialversicherung. In: Soziale Sicherheit in der Landwirtschaft, 2021, S. 23, 36; Braun: Digitale Pflegeanwendungen in der gesetzlichen Pflegeversorgung. In: NZS 2021, S. 710 f.

72 Regierungsbegründung Gesetzentwurf DVPMG, BT-Drucks. 19/27652, S. 143; Braun: Digitale Pflegeanwendungen in der gesetzlichen Pflegeversorgung. In: NZS 2021, S. 710 f.

73 Regierungsbegründung Gesetzentwurf DVPMG, BT-Drucks. 19/27652, S. 143; *Hauck*: juris PraxisKommentar SGB XI. 2021, § 40a Rn. 13; Knorr/Fischer: Neue Wege in der Pflege – Digitale Pflegeanwendungen. In: KrV 2022, S. 7 f.; Tabbara: Mehr Inklusion möglich machen: Das Teilhabestärkungsgesetz. In: NZS 2021, S. 665, 669.

74 Malorny: Hardware-gestützte Telepflege 2.0 – Einordnung als digitale Pflegeanwendung (DiPA)? In: NZS 2022, S. 443 ff.

75 Heiber: Digitale Pflegeanwendungen (DiPa): Was ist das? In: Häusliche Pflege 2021, S. 29.

Beispiele für DiPA sind Angebote zur Sturzprävention, Gedächtnis-Übungen für Menschen mit dementiellen Erkrankungen, Mobilitätsprogramme oder Tagebuchfunktionen zur Beobachtung von Erkrankungen.[76]

3.2 Begleitende Leistungen

Anders als bei der DiGA sieht das Gesetz einen Annex-Anspruch zur DiPA vor. Gemäß § 39a SGB XI kann die Versichertenperson ergänzende Unterstützungsleistungen („eUL") verlangen. Solche eUL können beispielsweise in der Unterstützung bei der Bedienung einer App durch den ambulanten Pflegedienst bestehen.

3.3 Einsatz im stationären und ambulanten Bereich

Das Gesetz begrenzt den Einsatz von DiPA auf den ambulanten Bereich.[77] Als Grund wird angeführt, der Anspruch sei zur Abwendung stationärer Pflege konzipiert.[78] Richtigerweise jedoch stößt die Ausgrenzung des stationären Bereichs auf Kritik.[79] Teils wird sogar die Verfassungskonformität dieser Regelung bezweifelt.[80] Auch wenn dem Leistungsgesetzgeber verfassungsrechtlich ein weiter Gestaltungsspielraum zugestanden werden muss, der nach der hier vertretenden Ansicht auch die hiesige Regelung abdeckt, ist die Regelung problematisch. Denn DiPA können sehr wohl auch im stationären Kontext Defizite ausgleichen – erst recht, wenn sie wie vom Gesetzgeber vorgestellt die Interaktion mit professionellem Pflegepersonen verbessern sollen.

Bleiben DiPA im stationären Setting unberücksichtigt, stellt sich die schon im Kontext mit Hilfsmitteln bekannte Frage, ob eingesetzte DiPA bei fehlender Zulassung als Hilfs- oder Pflegehilfsmittel entweder vom Pflegebedürftigen aus eigenen Mitteln oder vom Leistungserbringer im Rahmen seiner Vorhaltepflicht einrichtungstypischer Gegenstände[81] zu bezahlen sind. Ersteres dürfte der Regelfall sein, letzteres nur bei einer hohen Marktdurchsetzung bei anderen stationären Trägern gelten. Schließlich sind DiPA regelmäßig als Software auf den Geräten der

76 Baierl: Digitale Gesundheitsanwendungen und digitale Präventionsangebote als Sachleistungsanspruch des Trägers der Landwirtschaftlichen Sozialversicherung. In: Soziale Sicherheit in der Landwirtschaft, 2021, S. 23, 36; Heiber: Digitale Pflegeanwendungen (DiPa): Was ist das? In: Häusliche Pflege 2021, S. 29.

77 Baierl: Digitale Gesundheitsanwendungen und digitale Präventionsangebote als Sachleistungsanspruch des Trägers der Landwirtschaftlichen Sozialversicherung. In: Soziale Sicherheit in der Landwirtschaft, 2021, S. 23, 36.

78 Knorr/Fischer: Neue Wege in der Pflege – Digitale Pflegeanwendungen. In: KrV 2022, S. 7, S. 11.

79 Hamann: DiPA erfolgreich umsetzen. In: Häusliche Pflege 4/2022, S. 58 f.; Hamann: Es gibt viel Potential. In: CAREkonkret 30–31/2023, S. 2.

80 Braun: Digitale Pflegeanwendungen in der gesetzlichen Pflegeversorgung. In: NZS 2021, S. 710 ff.

81 So gesehen von Heiber: Digitale Pflegeanwendungen (DiPa): Was ist das? In: Häusliche Pflege 2021, S. 29 f.

Bewohner installiert und zudem auf eine(n) Nutzer(in) personalisiert und beschränkt. Sie können daher im Regelfall gar nicht von einer Einrichtung sinnvoll genutzt und bereitgestellt werden. Auch dies zeigt letztlich, dass die Beschränkung der DiPA auf den ambulanten Bereich zu einer Leistungsverkürzung bei stationär versorgten Versicherten ohne adäquate Vergleichsleistung führt.

Möglich bleibt der von der Pflegekasse refinanzierte Einsatz in ambulanten Wohngruppen[82], im Betreuten Wohnen oder in Mehrgenerationenhäusern.

3.4 Zulassung

Der Gesetzgeber bleibt auch bei den DiPA seiner Linie treu, immer wieder neue Register zu kreieren. War das Pflegehilfsmittel-Verzeichnis noch ein Annex zum Hilfsmittel-Verzeichnis, wurde das DiPA-Verzeichnis als selbstständige Liste unabhängig von den DiGA geschaffen, § 78a Abs. 3 Satz 1 SGB XI. Das ermöglicht immerhin, Anwendungen mit Doppelfunktion in beiden Verzeichnissen eintragen zu lassen.[83]

Wie schon bei der DiGA muss auch bei der DiPA keine Versorgungsrelevanz nach Art und Umfang eines Arzneimittels nachgewiesen werden. In Abgrenzung zur DiGA ist bei der DiPA zu berücksichtigen, dass diese nicht der Behandlung dient. Ihre Evidenz beurteilt sich daher weniger nach medizinischen denn nach pflegerischen Aspekten.[84] Ein weiterer Unterschied besteht darin, dass es keine Erprobungs-DiPA gibt. DiPA müssen ihren pflegerischen Nutzen bereits bei der Antragstellung untermauern.[85]

Das BfArM würdigt bei der Zulassungsentscheidung insbesondere den Datenaustausch zwischen DiPA und anderen Stellen wie den Kostenträgern und den professionell Pflegenden.[86] Eine direkte Grundlage dafür findet sich weder im Gesetz noch in der DiPAV. Es lässt sich hinterfragen, ob dieses Kriterium so pauschal Bestand haben kann. Einerseits ist nachvollziehbar, dass die Kostenträger die Verknüpfung mit den Pflegefachpersonen wünschen, um dort Synergien zu erzielen. Das zielt auf eine Verringerung des Pflegeaufwands durch Einsatz der DiPA ab. Die DiPA soll freilich in erster Linie die Versorgung verbessern und

82 Wrackmeyer-Schoene: Digitalisierte Pflegeanwendungen (DiPA) als Sozialhilfe. In: info also 2022, S. 157 ff.

83 Baierl: Digitale Gesundheitsanwendungen und digitale Präventionsangebote als Sachleistungsanspruch des Trägers der Landwirtschaftlichen Sozialversicherung. In: Soziale Sicherheit in der Landwirtschaft, 2021, S. 23, 36.

84 Hamann: DiPA erfolgreich umsetzen. In: Häusliche Pflege 4/2022, S. 58 f.

85 Baierl: Digitale Gesundheitsanwendungen und digitale Präventionsangebote als Sachleistungsanspruch des Trägers der Landwirtschaftlichen Sozialversicherung. In: Soziale Sicherheit in der Landwirtschaft, 2021, S. 23, S. 36.

86 Bundesinstitut für Arzneimittel und Medizinprodukte: Das Fast-Track-Verfahren für digitale Gesundheitsanwendungen (DiGA) nach § 139e SGB V. 2023, S. 52. Online: https://www.bfarm.de/SharedDocs/Downloads/DE/Medizinprodukte/diga_leitfaden.html [abgerufen am 15.7.2024].

allenfalls als Begleiteffekt die Effizienz der sozialen Pflegeversicherung erhöhen. Unter dem Ziel, die Selbstbestimmtheit der Pflegebedürftigen wiederherzustellen, sind gerade auch solche Anwendungen denkbar, die professionell Pflegende ersetzen oder den Eintritt in die ambulante Versorgung hinausschieben. Hier wirkt das angelegte Auswahlkriterium kontraproduktiv, ohne dass ein Sachgrund erkennbar wäre.

Bis zum Redaktionsschluss dieses Manuskripts war noch keine DiPA zugelassen.[87] Zur Durchsetzung ihrer Interessen haben sich Anbieterverbände gleichwohl schon im Jahr 2021 zum Spitzenverband Digitale Pflegeanwendungen (SVDiPA) zusammengeschlossen.[88]

3.5 Initiation

Versicherte erhalten ihre DiPA auf Antrag. Eine ärztliche Verordnung ist nicht erforderlich.[89] Allerdings muss die Anwendung der DiPA notwendig sein, § 40a Abs. 2 Satz 2 SGB XI. Das setzt eine konkrete Prüfung im Einzelfall durch die Pflegekasse voraus.[90]

3.6 Refinanzierung

Erstattungsrechtlich gelten im Ausgangspunkt dieselben Regelungen wie bei den DiGA.

Allerdings gibt es keine Sandbox wie bei der DiGA. Das dort geltende erste Jahr der – tatsächlich durch den Rahmenvertrag beschränkten – Preisfreiheit wurde bei der DiPA nicht etabliert. Stattdessen verhandeln die Kostenträger mit dem Hersteller innerhalb von drei Monaten nach Aufnahme in das DiPA-Verzeichnis eine Vergütung, § 78a Abs. 1 SGB XI. Gelingt keine Einigung, steht zwar wie üblich der Weg zur Schiedsstelle offen.[91] Allerdings kann die dadurch eintretende Verzögerung den Hersteller, der vielleicht als Start-up auf Cash-Flow angewiesen ist, in erhebliche Liquiditätsprobleme bringen. Auch kann eine DiPA anders als die DiGA nicht zur Erprobung aufgenommen werden.

Zudem unterliegen DiPA einem einheitlichen Preisdeckel von 50 Euro je Monat. Dieser Höchstbetrag gilt gemäß § 40b Satz 1 SGB XI für die Summe aus den Kosten aller bei der Versichertenperson im Einsatz befindlichen DiPA und ergänzenden

87 Ein Beispiel für eine künftige DiPA-Kandidatin aus dem Bereich der Sturzprävention bei Ettrich: Ambulante Anbieter verankern Digitale Pflegeanwendungen. In: CAREkonkret 1/2023, S. 16.
88 Hamann: DiPA erfolgreich umsetzen. In: Häusliche Pflege 4/2022, S. 58.
89 Wrackmeyer-Schoene: Digitalisierte Pflegeanwendungen (DiPA) als Sozialhilfe. In: info also 2022, S. 157 ff.
90 Hauck: juris PraxisKommentar SGB XI. 2021, § 40a Rn. 24.
91 Dazu Sevim: Digitale Pflegeanwendungen – Preisrecht. In: KrV 2022, S. 106 f.

Unterstützungsleistungen. Es ist praktisch keine regelmäßige, individuelle Leistung vorstellbar, die ein ambulanter Pflegeanbieter halbwegs auskömmlich für einen Betrag von beispielsweise 20 Euro monatlich erbringen könnte.[92] Die pauschale Preisgrenze ist daher zu starr und wird zu Recht als zu niedrig kritisiert.[93] Klug, weil recht leicht umzusetzen, ist der Vorschlag, den Entlastungsbeitrag gemäß § 45b SGB XI für DiPA nutzbar zu machen.[94]

Im Zusammenspiel mit anderen Ansprüchen gegen den Sozialhilfeträger eröffnen sich weitergehende Refinanzierungsmöglichkeiten für DiPA, § 64j SGB XII.[95] So lässt sich die von der DiPA nicht erfasste Ausstattung mit Standard-Hardware als Gegenstand des täglichen Lebens möglicherweise über § 73 SGB XII beanspruchen.[96] Zudem entfällt die Preisgrenze von 50 Euro[97], wodurch auch der Spielraum der ergänzenden Unterstützungsleistungen größer wird.[98]

4 Abgrenzungsfragen

Wie bereits dargestellt, ist eine DiGA stets und eine DiPA selten Medizinprodukt. Für Hersteller von Interesse ist das Verhältnis der beiden neuen Versorgungsformen untereinander und zu Hilfs- und Pflegehilfsmitteln.

4.1 DiGA und DiPA

Es kann Anwendungen geben, die sowohl als DiGA als auch als DiPA einzuordnen sind.[99] Querschnittsmengen dürften sich insbesondere im Bereich der patientenrelevanten Struktur- oder Verfahrensverbesserungen ergeben.

Solche Anwendungen können folglich aufgrund separater Zulassungsverfahren auch in beiden Verzeichnissen eingetragen sein. Für die DiGA regelt § 33a Abs. 4 Satz 1 SGB V die Anspruchskonkurrenz mit sonstigen Leistungen der

92 Dohmeyer: DiPA – Fluch oder Segen? In: Häusliche Pflege 8/2021, S. 40 f.

93 Dohmeyer: DiPA – Fluch oder Segen? In: Häusliche Pflege 8/2021, S. 40 f.; Hamann: DiPA erfolgreich umsetzen. In: Häusliche Pflege 4/2022, S. 58 f.; Heiber: Digitale Pflegeanwendungen (DiPa): Was ist das? In: Häusliche Pflege 2021, S. 29 f.

94 Hamann: DiPA erfolgreich umsetzen. In: Häusliche Pflege 4/2022, S. 58 f.; Hamann: Es gibt viel Potential. In: CAREkonkret 30–31/2023, S. 2.

95 Dazu Tabbara: Mehr Inklusion möglich machen: Das Teilhabestärkungsgesetz. In: NZS 2021, S. 665, S. 670 f.; Wrackmeyer-Schoene: Digitalisierte Pflegeanwendungen (DiPA) als Sozialhilfe. In: info also 2022, S. 157 ff.

96 Wrackmeyer-Schoene: Digitalisierte Pflegeanwendungen (DiPA) als Sozialhilfe. In: info also 2022, S. 157, S. 161.

97 Wrackmeyer-Schoene: Digitalisierte Pflegeanwendungen (DiPA) als Sozialhilfe. In: info also 2022, S. 157, S. 162.

98 Tabbara: Mehr Inklusion möglich machen: Das Teilhabestärkungsgesetz. In: NZS 2021, S. 665, S. 670.

99 Hauck: juris PraxisKommentar SGB XI. 2021, § 40a Rn. 21; Braun: Digitale Pflegeanwendungen in der gesetzlichen Pflegeversorgung. In: NZS 2021, S. 710 f.

Krankenkasse. Erst recht muss dies für Ansprüche aus anderen Zweigen der Sozialversicherung gelten.

Allerdings ist der Einsatz der Anwendung als DiPA auf diejenigen Funktionen beschränkt, die nicht gleichzeitig der Krankenbehandlung zuzurechnen sind. Denn § 40a Abs. 1 SGB XI erklärt hier – systemkonform – die Leistung der Pflegeversicherung für subsidiär, weshalb sich regelmäßig die Krankenversicherung in der Finanzierungsverantwortung sehen sollte.[100]

4.2 DiGA und Hilfsmittel

Anspruch auf Versorgung mit Hilfsmitteln besteht gemäß § 33 SGB V, wenn diese im Einzelfall erforderlich sind, um den Erfolg der Krankenbehandlung zu sichern, einer drohenden Behinderung vorzubeugen oder eine Behinderung auszugleichen, soweit die Hilfsmittel nicht als allgemeine Gebrauchsgegenstände des täglichen Lebens anzusehen oder nach § 34 Abs. 4 ausgeschlossen sind.

Als Hilfsmittel kommen nur sächliche Mittel in Betracht.[101] Das bezieht sich freilich nicht etwa auf die körperlichen Gegenstände im Sinne von § 90 BGB[102], sondern auf die Erbringung des Hilfsmittels als Sachleistung.[103] Aus diesem Grunde konnte Software auch schon vor Einführung der DiGA als Kassenleistung erbracht werden, nämlich als Hilfsmittel.[104] Daran ändert auch nichts, dass das Gesetz als Hilfsmittel beispielhaft Hörhilfen, Körperersatzstücke und orthopädische Mittel aufzählt. Das Gesetz ist dabei schon nach seinem Wortlaut nicht abschließend.[105]

Ebenso wie DiGA können Hilfsmittel Teil der Rehabilitation sein und dem Ausgleich von Behinderungen dienen, §§ 42 Abs. 2 Nr. 6, 47 Abs. 1 SGB IX. Jedenfalls bei Software ist die Portabilität gewährleistet.[106] Im Ergebnis schafft das SGB IX auch hier keine neue Hilfsmittelkategorie, sondern eine zusätzliche Zielgruppe für Unterstützungslösungen.

Im Gegensatz zu DiGA können Hilfsmittel Zubehörleistungen umfassen.[107] Als Zubehör lässt sich auch Software denken, die einem als Hilfsmittel gelieferten

100 Heckelmann/Schödel, NZS 2018, S. 926, 928; *Malorny*, NZS 2022, S. 443, 446.
101 BSG, Urt. v. 30.1.2001 – B 3 KR 6/00 R, Rn. 15.
102 Zu eng daher Pitz, in: jurisPK-SGB V, 4. Aufl., 2020, § 33a SGB V Rn. 6.
103 Heckelmann/Schödel: App auf Rezept – Software als Hilfs- und Pflegehilfsmittel. In: NZS 2018, S. 926 f.
104 LSG Berlin-Brandenburg, Urt. v. 13.4.2011 – L 9 KR 182/09; Becker/Kingreen: SGB V. 2022, § 33a Rn. 14; Heckelmann/Schödel: App auf Rezept – Software als Hilfs- und Pflegehilfsmittel. In: NZS 2018, S. 926, 929.
105 LSG Berlin-Brandenburg, Urt. v. 13.4.2011 – L 9 KR 182/09; ausführlich Heckelmann/Schödel: App auf Rezept – Software als Hilfs- und Pflegehilfsmittel. In: NZS 2018, S. 926 ff.
106 Heckelmann/Schödel: App auf Rezept – Software als Hilfs- und Pflegehilfsmittel. In: NZS 2018, S. 926 ff.
107 Rehmann/Tillmanns: E-Health. Digital Health. 2022, Kap. 2 Rn. 205.

Werkstück beigelegt ist und ohne die dieses Stück nicht funktioniert.[108] In anderen Punkten sind die Voraussetzungen für Hilfsmittel und DiGA vergleichbar. Beide Kategorien können sowohl stationär als auch ambulant eingesetzt werden und dürfen keine Alltagsgegenstände sein.

Legt man diese Anforderungen neben diejenigen der DiGA, zeigt sich, dass Hilfsmittel und DiGA jeweils eigene Anwendungsbereiche, aber auch eine Querschnittsmenge haben. Aus diesem Grunde müssen Hilfsmittel keine Medizinprodukte sein, können es aber und sind es in der Regel auch.[109] In der Teilmenge von DiGA und Hilfsmittel ist es am Hersteller, sich im Wege der subjektiven Zweckbestimmung für eine oder auch beide Kategorien zu entscheiden. Aus Sicht der Versicherten besteht Anspruchskonkurrenz zwischen DiGA und Hilfsmitteln.[110]

4.3 DiPA und (Pflege-)Hilfsmittel

Software-Lösungen waren schon vor Einführung von DiGA und DiPA als Pflegehilfsmittel denkbar.[111] Als Beispiel möge ein als Smartphone-App umgesetzter Hausnotrufdienst dienen.

Damit sind sowohl Überschneidungen zwischen DiPA und Pflegehilfsmitteln[112] als auch zwischen DiPA und Hilfsmitteln[113] denkbar. Auch hier besteht Anspruchskonkurrenz unter Beachtung der in § 40a Abs. 1 SGB XI statuierten Subsidiarität gegenüber Leistungen gemäß SGB V.

5 Zusammenfassung

Die Zuordnung körperlicher Gegenstände zu Hilfs- und Pflegehilfsmitteln bei Verortung digitaler Anwendungen bei DiGA und DiPA taugt kaum mehr als eine grobe gedankliche Richtung. Software-basierte Technologien lassen sich prinzipiell allen Kategorien zuordnen. Für Hardware gilt dies mit Einschränkungen. Unterschiede ergeben sich eher aus dem Zweck der Anwendung. Während das Hilfsmittel den größten Bezug zur Krankenbehandlung aufweist, wird dieser Grundsatz bei der DiGA aufgeweicht. Pflegehilfsmittel und vor allem DiPA können erstaunlich vielen

108 Rehmann/Tillmanns: E-Health. Digital Health. 2022, Kap. 2 Rn. 205.

109 Gassner: Funktionalität und Finalität des Hilfsmittelbegriffs bei komplexen Produktsystemen. In: NZS 2023, S. 570; Von Zezschwitz/Kley: Digitale Gesundheitsleistungen – Wege in die Erstattung der gesetzlichen Krankenversicherung. In: MedR 2021, S. 868, S. 872.

110 Regierungsbegründung zum Gesetzentwurf Digitale-Versorgungs-Gesetz, BT-Drucks. 19/13438, S. 45; Becker/Kingreen: SGB V. 2022, § 33a Rn. 14.

111 Heckelmann/Schödel: App auf Rezept – Software als Hilfs- und Pflegehilfsmittel. In: NZS 2018, S. 926 ff.

112 Regierungsbegründung Gesetzentwurf DVPMG, BT-Drucks. 19/27652, S. 143.

113 Knorr/Fischer: Neue Wege in der Pflege – Digitale Pflegeanwendungen. In: KrV 2022, S. 7 f.

Zwecken dienen, weil sie auch das Umfeld der Betroffenen einbeziehen. Im Gegenzug unterliegen DiPA einer starren und niedrigen Preisgrenze, die es bei den anderen Versorgungsformen so nicht gibt. Alle Ansprüche bestehen aus Versichertensicht parallel, sodass Produkte in verschiedenen Kanälen vertrieben werden können. Zu berücksichtigen ist allerdings der Aufwand für die Mehrzahl der Verzeichnislistungen und somit auch Zulassungsverfahren. Hersteller sind gut beraten, sich schon im Entwicklungsprozess mit den Vorzügen und Nachteilen der unterschiedlichen Versorgungsformen auseinanderzusetzen.

Literatur

Axer, P.: Verfassungsrechtliche Fragen der Erbringung digitaler Gesundheitsanwendungen nach dem SGB V. In: MedR 2022, S. 269–278.

Baierl, M.: Digitale Gesundheitsanwendungen und digitale Präventionsangebote als Sachleistungsanspruch des Trägers der Landwirtschaftlichen Sozialversicherung: Eine vergleichende Betrachtung. In: Soziale Sicherheit in der Landwirtschaft 2/2021, S. 23–41.

Becker, U./Kingreen, T.: SGB V. Gesetzliche Krankenversicherung. 8. Aufl. München 2022.

Braun, J.: Digitale Pflegeanwendungen in der gesetzlichen Pflegeversorgung. In: NZS 2021, S. 710–716.

Bundesinstitut für Arzneimittel und Medizinprodukte. Online: https://diga.bfarm.de/de/verzeichnis [abgerufen am 15.7.2024].

Bundesinstitut für Arzneimittel und Medizinprodukte: Das Fast-Track-Verfahren für digitale Gesundheitsanwendungen (DiGA) nach § 139e SGB V. Ein Leitfaden für Hersteller, Leistungserbringer und Anwender. 2023. Online: https://www.bfarm.de/SharedDocs/Downloads/DE/Medizinprodukte/diga_leitfaden.html [abgerufen am 15.7.2024].

Dohmeyer, H.: DiPA – Fluch oder Segen? In: Häusliche Pflege 8/2021, S. 40–41.

Ehmann, F. u. a.: Gesamtkommentar Sozialrechtsberatung. 3. Aufl. Baden-Baden 2023.

Engelmann, K./ Schlegel, R.: juris PraxisKommentar SGB V. Gesetzliche Krankenversicherung. 4. Aufl. Saarbrücken 2020.

Ettrich, M.: Ambulante Anbieter verankern Digitale Pflegeanwendungen. In: CAREkonkret 1/2023, S. 16.

Gassner, U.: Funktionalität und Finalität des Hilfsmittelbegriffs bei komplexen Produktsystemen. In: NZS 2023, S. 570–575.

Hamann, F.: DiPA erfolgreich umsetzen. In: Häusliche Pflege 4/2022, S. 58–59.

Hamann, F.: Es gibt viel Potential. In: CAREkonkret 30–31/2023, S. 2.

Hauck, E.: juris PraxisKommentar SGB XI. Soziale Pflegeversicherung. 3. Aufl. Saarbrücken 2021.

Heckelmann, M./Schödel, C.: App auf Rezept – Software als Hilfs- und Pflegehilfsmittel. In: NZS 2018, S. 926–929.

Heiber, A.: Digitale Pflegeanwendungen (DiPa): Was ist das? In: Häusliche Pflege 7/2021, S. 29–30.

Jaeger, D.: Digitale Gesundheitsanwendungen und ihr Verhältnis zu Selektivverträgen – Ergänzung oder Alternative? In: MedR 2022, S. 296–303.

Jorzig, A./Kellermeier, L.: Besondere datenschutzrechtliche Anforderungen an Gesundheitsapps auf Rezept (DiGA). In: MedR 2021, S. 976–987.

Kircher, P.: Anforderungen an digitale Gesundheitsanwendungen – Wenn Innovationen auf die GKV treffen. In: MedR 2022, S. 278–285.

Kluckert, S.: Die Aufnahme digitaler Gesundheitsanwendungen in die Regelversorgung der GKV nach dem Digitale-Versorgung-Gesetz unter besonderer Berücksichtigung der Bedeutung der evidenzbasierten Medizin. In: SGb 2020, S. 197–203.

Knickrehm, S. u. a.: Kommentar zum Sozialrecht. 7. Aufl. München 2021.

Knorr, P./Fischer, J.: Neue Wege in der Pflege – Digitale Pflegeanwendungen. In: KrV 2022, S. 7–12.
Körner, A. u. a.: Kasseler Kommentar, Stand November 2022.
Krasney, M.: Digitale Gesundheitsanwendungen - auf dem Weg zu einem etablierten Versorgungsbereich. In: SGb 2022, S. 517–526.
Lauer, W. u. a.: Digitale Gesundheitsanwendungen (DiGA): Bewertung der Erstattungsfähigkeit mittels DiGA-Fast-Track-Verfahrens im Bundesinstitut für Arzneimittel und Medizinprodukte (BfArM). In: Bundesgesundheitsblatt 2021, S. 1232–1240.
Leupold, A. u. a.: IT-Recht. Recht, Wirtschaft und Technik der digitalen Transformation. 4. Aufl. München 2021.
Malorny, F.: Hardware-gestützte Telepflege 2.0 – Einordnung als digitale Pflegeanwendung (DiPA)? In: NZS 2022, S. 443–447.
Rehmann, W. A./Tillmanns, C.: E-Health. Digital Health. 1. Aufl. München 2022.
Rolfs, C. u. a.: BeckOK Sozialrecht, 67. Ed. München 2022.
Severin, T.: Viel Konfliktstoff bei Gesundheits-Apps. In: G+G 3/2022, S. 26.
Sevim, S.: Digitale Pflegeanwendungen – Preisrecht. In: KrV 2022, S. 106–108.
Stoff-Ahnis, St.: Digitale Gesundheitsanwendungen – Das erste Jahr aus Sicht der Gesetzlichen Krankenversicherung. In: MedR 2022, S. 285–290.
Tabbara, A.: Mehr Inklusion möglich machen: Das Teilhabestärkungsgesetz. In: NZS 2021, S. 665–675.
Tiedemann, A.: Digitale medizinische Anwendungen in strukturierten Behandlungsprogrammen. In: MedR 2022, S. 304–306.
Wrackmeyer-Schoene, A.: Digitalisierte Pflegeanwendungen (DiPA) als Sozialhilfe. In: info also 2022, S. 157–162.
von Zezschwitz, F./ Kley, I.: Digitale Gesundheitsleistungen – Wege in die Erstattung der gesetzlichen Krankenversicherung. In: MedR 2021, S. 868–875.

Beitrag 6

Regelbetrieb und Regelfinanzierung von Pflegeinnovationstechnologien in geriatrischen Pflegesettings – Voraussetzungen und Möglichkeiten

Uwe Bettig, Saskia Ehrenfried, Kathrin Knuth

Abstract: Im Rahmen des Forschungsprojektes „Pflegepraxiszentrums (PPZ) Berlin" wurde in einer qualitativen Studie der Frage nachgegangen, welche Möglichkeiten der Regelfinanzierung Kostenträger und andere Expert*innen sehen und welche Rahmenbedingungen für einen flächendeckenden PIT-Einsatz notwendig sind. Ziel der Studie war es, Wissen für die Konzeption der Regelfinanzierung und des Regelbetriebes zu generieren. Die Ergebnisse indizieren neben Möglichkeiten der Regelfinanzierung eine Reihe von rechtlichen, strukturellen und organisatorischen Rahmenbedingungen, die einen flächendeckenden Einsatz forcieren könnten. U. a. mangelt es an Rechtssicherheit, an Strukturen zur Anpassung von Arbeitsprozessen und für einen kontinuierlichen Wissenstransfer an qualitätssichernden Strukturen, an Beratungsstrukturen und gleichberechtigten Zugangsmöglichkeiten zu Technologien. Dennoch haben ausgereifte Technologien bereits den Zugang in den Regelbetrieb gefunden. Künftig gilt es, permanente ethische Reflexionsmöglichkeiten dauerhaft zu gewährleisten sowie Gesetzgebungsverfahren und die Veränderbarkeit von Arbeitsprozessen dem rasanten Entwicklungstempo der Technologien anzupassen. Und es gilt, die Indikations- und Verordnungsverantwortung für Pflegetechnologien in Hände zu legen, die pflegerische Expertise haben. Gelingen kann dies durch eine Vorbehaltsregelung für Pflegefachpersonen.

1 Einleitung

Das Pflegepraxiszentrum (PPZ) Berlin etabliert Pflegeinnovationstechnologien (PIT) in geriatrischen Pflegesettings. Nach Ablauf der Projektlaufzeit sollen die Technologien in den Regelbetrieb überführt werden. Technologien greifen in Pflegekernprozesse und in professionsübergreifende Arbeitsprozesse ein. Neben wirtschaftlichen Bedingungen, wie Fördermöglichkeiten für Investitionen und Finanzierungsmöglichkeiten der Technologieanschaffung und des Regelbetriebes, bedarf es deshalb organisatorischer und rechtlicher Rahmenbedingungen für einen flächendeckenden PIT-Einsatz. Die vorliegende qualitative Studie (n=14) geht auf der Basis einer strukturierten Literaturrecherche und -analyse der Frage nach, welche rechtlichen und organisatorischen Rahmenbedingungen Expert*innen als notwendig erachten und welche Möglichkeiten der Regelfinanzierung von Pflegetechnologien und deren Regelbetrieb sie sehen. Neben Kostenträgern wurden Expert*innen aus dem Gesundheitssektor (Verbände und Praxiseinrichtungen), der Wirtschaft (Technikentwickler*innen und Finanzwirtschaft) sowie aus Wissenschaft und Politik befragt.

2 Methodisches Vorgehen

Ziel der Studie war die Einbeziehung von Kostenträgern und Expert*innen aus verschiedenen Bereichen, die einen regelhaften PIT-Einsatz tangieren. Vor diesem Hintergrund wurde ein qualitatives Design gewählt. Im Anschluss an die strukturierte Recherche und Analyse von Studien, Literatur und Gesetzestexten wurden teilstrukturierte, leitfadengestützte Expert*inneninterviews (n=14) geführt und die Daten nach Mayring inhaltsanalytisch, kategorienbildend ausgewertet.

Die Interpretation erfolgte innerhalb des Kontextes und des Grundzusammenhangs. Im Fokus der Analyse des Datenmaterials stand die begründete Kategorienbildung. Dies ermöglicht Verlässlichkeit und eine Vergleichbarkeit der Ergebnisse, deren Nachvollziehbarkeit schon bei der Planung des Ablaufs der Analyse mitgedacht wurde.[1] Durch die Anwendung der analytischen Verfahren *Explikation*, *Strukturierung* und *Zusammenfassung* wird das Textmaterial bis auf die Kernaussagen reduziert, werden Unklarheiten aufgelöst und das Material geordnet.[2]

2.1 Auswahl der Expert*innen

Um eine möglichst große Vielfalt von Expert*innenmeinungen abzubilden, wurden zunächst die Bereiche definiert, in denen sie verortet sind: Gesundheitssektor (Kostenträger, Verbände, Praxiseinrichtungen), Wissenschaft, Wirtschaft (Technikentwickler und Finanzwirtschaft) und Politik. Aufgrund der konkreten Fragestellung dieser Arbeit war es nicht vorgesehen, die angestrebte Stichprobe im Verlauf der Untersuchung im Sinne eines theoretischen Samplings bis zur Sättigung zu erweitern. Dieses Vorgehen wird als methodisch sinnvoll angesehen, wenn keine konkrete Fragestellung vorliegt und eine solche sich erst während der Untersuchung herausbilden soll.[3]

2.2 Zugang zum Feld und Datenerhebung

Der Zugang zu Expert*innen erfolgte einerseits über persönliche Netzwerke von PPZ-Partner*innen sowie andererseits über die Recherche von Kontakten/Abteilungen einzelner Einrichtungen/Organisationen über öffentliche Webseiten, wie z. B. Bezirksämtern, Senatsverwaltungen, Krankenkassen. Angefragt wurden 21 Personen. Bei 14 Personen lag eine Interviewbereitschaft vor und die Interviews wurden umgesetzt.

Die Gliederung des Interviewleitfadens in verschiedene Themenkomplexe hat geholfen, sich auf die wichtigen Themen für die Fragestellung zu konzentrieren. Zudem wurde so eine bessere Vergleichbarkeit während der Auswertungsphase ermöglicht.[4] Der Aufbau des Leitfadens erfolgte in Anlehnung an den Ausschnitt aus einem Leitfaden von Mayer. Vor der Erhebungsphase wurde der entwickelte Leitfaden getestet, um bereits im Vorfeld Formulierungsmängel erkennen und beheben zu können sowie um Fragen zu präzisieren oder verständlicher zu formulieren. Zudem erfolgte eine Überprüfung, ob alle Themenbereiche im Leitfaden ausreichend berücksichtigt wurden.[5] Die Interviewphase dauerte von Ende April bis Mitte November 2022. Die Interviews wurden aufgezeichnet und

1 Mayring: Qualitative Inhaltsanalyse. 2010, S. 48 ff.
2 Mayring: Qualitative Inhaltsanalyse. 2010, S. 64 ff.
3 Mayer: Interview und schriftliche Befragung. 2013, S. 39.
4 Mayer: Interview und schriftliche Befragung. 2013, S. 44 f.
5 Mayer: Interview und schriftliche Befragung. 2013, S. 45.

nach einfachen Regeln transkribiert. Dazu wurde ein externer Auftrag vergeben. Sowohl die Tondateien als auch die Transkripte wurden verschlüsselt und passwortgeschützt mit der Software Encrypto übermittelt. Das transkribierte Material wurde nach Mayring qualitativ analysiert, mit dem Ziel der Hypothesenbildung und sich daraus entwickelnder Bildung von Theorien.[6]

3 Darstellung der Ergebnisse

Die Ergebnisse betreffen organisatorische und rechtliche Rahmenbedingungen sowie Möglichkeiten und Voraussetzungen für eine Regelfinanzierung und Förderung.

3.1 Organisatorische und rechtliche Rahmenbedingungen

Im Folgenden werden Strukturen und Bedingungen benannt und beschrieben, deren Unerlässlichkeit für flächendeckenden PIT-Regelbetrieb die Ergebnisse der Untersuchung indizieren.

Kontinuierlicher Wissenstransfer:

Dieser Wissenstransfer betrifft alle Akteure und Gruppen, die mit der Entwicklung, der Beschaffung, dem Einsatz, dem Empfang von mit den Technologien im Zusammenhang stehenden Leistungen, der Anwendung und der Wartung im Zusammenhang stehen. Dabei können Art, Form und Zweck des Wissenstransfers unter Berücksichtigung der Diversität von anwendenden und nutzenden Personengruppen differieren. Der Wissenstransfer betrifft sowohl den Bekanntheitsgrad der Technologien als auch Strukturen zum Kompetenzerwerb für den Umgang mit den Technologien.

Strukturen für die Betriebsvoraussetzungen und Instandhaltung:

Dies betrifft einerseits operative und strategische Strukturen innerhalb von Einrichtungen und Trägern, andererseits sind externe Strukturen gemeint. Die zu schaffenden Strukturen wirken sich sowohl auf interne Prozessabläufe in Einrichtungen, wie z. B. einen 24/7 technischen Support, als auch auf übergreifende, zum Teil settingspezifische Aspekte, wie z. B. die Organisation und die Finanzierung von Wartungsprozessen, aus. Überdies ist ein reibungsloser und umgehender Zugang zu Ersatzgeräten bei technischen Defekten erforderlich.

Angepasste Arbeitsorganisation:

Ein hohes Maß an Flexibilität der Einrichtungen ist indiziert. PIT beeinflussen und verändern bestehende Arbeitsablaufprozesse. Auch die Veränderung von

6 Mayring: Qualitative Inhaltsanalyse. 2010, S. 22.

Kernprozessen, veränderte Prozesszeiten und Störfaktoren sowie die Schaffung neuer Arbeitsprozesse oder Teilprozesse innerhalb von Einrichtungen spielen eine Rolle. Darüber hinaus können interdisziplinäre bzw. interprofessionelle Prozesse zwischen Einrichtungen und Technikentwickler*innen, Hersteller*innen und anderen Akteuren relevant sein, wie z. B. Beratungs- und Abrechnungsprozesse.

Angemessene technische Infrastruktur:

Sowohl innerhalb von Einrichtungen als auch einrichtungsübergreifend ist eine angemessene technische Infrastruktur zwingende Voraussetzung für den Einsatz von Technologien. Regelmäßige und einmalige Aufwendungen im Zusammenhang mit technischen Strukturen können Relevanz haben. Auch Aspekte der Datensicherheit und des informierten Zugangs zu Technologien können relevant sein. Ein stabiles Netzwerk ist sowohl innerhalb der Einrichtungen als auch flächendeckend für die ambulante Versorgung Bedingung.

Ausgereifte Technologien:

Die Ergebnisse deuten auf unabdingbare Anforderungen an Technologien, wie z. B. eine datenverlustfreie Interoperabilität oder die Anschlussfähigkeit an Klinikdokumentationssysteme, hin. Zudem wird dargelegt, dass die Bewertung von Technologien und die Evaluation des Technikeinsatzes auf der Grundlage von Daten erfolgen muss, die über längere Zeiträume während der routinierten Anwendung der Technologien erhoben werden.

Wirtschaftlichkeit:

Eine weitere Bedingung ist ein wirtschaftlich vertretbarer Einsatz dieser Technologien. Chancen, die sich vor dem Hintergrund der Heterogenität der Träger eröffnen, aber auch besondere Herausforderungen, vor denen insbesondere kleine Einrichtungsträger stehen, werden aufgezeigt. Ein Hauptaugenmerk liegt dabei auf der Schaffung gleichberechtigter Möglichkeiten für den Technologieeinsatz und in diesem Zusammenhang die gleichberechtigte Möglichkeit für alle Träger und Einrichtungen, Technologieeinsätze ethisch zu reflektieren.

Strukturen zur Qualitätssicherung und Forschung:

Die Ergebnisse der Studie indizieren, dass den Pflegefachpersonen bei der Indikationsstellung und der Verordnung aufgrund der pflegerischen Expertise eine besondere Rolle zukommen muss, die z. B. als Vorbehalt der Pflegenden verankert werden sollte. Künftige Forschungsfelder liegen in der fortlaufenden Evaluation des Technikeinsatzes, auf der die Weiterentwicklung von Technologien fußen muss. Zudem fehlen große Studien auf deren Grundlage die Technologien beispielsweise zum Zwecke der Erarbeitung von Kriterien für Zulassungsverfahren bewertet werden können.

Rechtssicherheit:

Die Untersuchungsergebnisse weisen auf den Bedarf an Rechtssicherheit z. B. im Hinblick auf Personalbemessungsverfahren, Datenschutz und -sicherheit sowie auf die Themen Haftbarkeit und Ausbildungs- und Berufegesetze (z. B. Vorbehalt der Indikation und Verordnung) hin. Vorgeschriebene Interoperabilität als gesetzliche Vorgabe für Technologiehersteller sowie gesetzlich vorgeschriebene Mindestanforderungen an Netzwerkstrukturen in Einrichtungen sind ebenfalls Ergebnisse. Die Ergebnisse weisen zudem darauf hin, dass die Legalisierung der Verknüpfung von Consumer-Elektronik mit Systemen von Gesundheitseinrichtungen sowie die Möglichkeit der Kopplung von Technologien mit privaten Endgeräten im ambulanten Setting einen flächendeckenden Betrieb forcieren würden. Darüber hinaus werden eine klare Definition der Handlungsverantwortung in Störfällen, eine Regelung der Beratungsverantwortung, die Festsetzung der Entscheidungs- und Verordnungsverantwortung als notwendig erachtet.

Normative Vorgaben:

Relevanz wird u. a. für die Qualitätssicherung, die digitale Dokumentation oder die Entwicklung von Verordnungs-Kriterien angezeigt.

Herausforderungen und Hürden:

Diese ergeben sich zum Teil aus wirtschaftlichen Faktoren (in allen Settings) und für den ambulanten Bereich daraus, dass oftmals technische und infrastrukturelle Voraussetzungen nicht gegeben sind. Die Studie deutet überdies auf eine Reihe ethischer Herausforderungen hin, wie z. B. den Umgang mit Angst vor Technikversagen oder den Umgang mit dem fehlenden gleichberechtigten Zugang zu Technologien.

3.2 Möglichkeiten und Voraussetzungen für die Regelfinanzierung und Förderung innovativer Pflegetechnologien

Der Begriff Regelfinanzierung findet im Folgenden Verwendung als zusammenfassender Begriff für die Finanzierung des gesamten Regelbetriebes der Technologien und aller damit in Zusammenhang stehenden Kosten. Der Begriff Förderung kann Verwendung finden für diverse temporäre und dauerhafte Budgets zur Förderung der Einführung und Etablierung von Pflegetechnologien sowie aller damit im Zusammenhang stehenden Kosten. Im Folgenden werden Möglichkeiten und innovative Ideen benannt und beschrieben, die aus den Untersuchungsergebnissen hervorgehen.

Finanzierung und Förderung von Investition und Anschaffung:

Die Finanzierung definierter Technologien analog zu Heil- und Hilfsmitteln wird als Ziel von den Befragten anvisiert. Standardisierte Verfahren für die Aufnahme von Produkten in die Regelfinanzierung, angepasste (höhere) Vergütungssätze sowie die Festlegung von Selbstzahler-Anteilen und der Grenze für Zuzahlungsbefreiung werden angeraten. Die Finanzierung als DiPA und DiGA wird als möglich eingeschätzt, die als Wohnumfeld verbessernde Maßnahmen angeregt. Ebenso der Ausbau pflegeentlastender Maßnahmen (Pflegebudget) und der Sachleistung. Die Ergebnisse zeigen zudem den Bedarf an einem dauerhaften Innovationsbudget als Ergänzung zu temporären Budgets auf. Eine Gleichberechtigung aller Pflegesettings im Hinblick auf Förderung und Regelfinanzierung wird als derzeit nicht gegeben gesehen.

Finanzierung des Regelbetriebes:

Eine differenzierte Integration in bestehende Finanzierungssysteme, wie Heil- und Hilfsmittelverzeichnisse erscheint sinnvoll und zielführend. Um einen flächendeckenden PIT-Regelbetrieb erreichen zu können, müssen im Rahmen einer Regelfinanzierung – das legen die Untersuchungsergebnisse nahe – auch alle im Zusammenhang mit einem Regelbetrieb stehenden Zeitressourcen sowie Kosten für Wartung, Instandhaltung und Reparatur von Technologien Berücksichtigung finden. Für die längerfristige Zukunft sprechen die Untersuchungsergebnisse für eine grundlegende Novellierung der Pflegeversicherung.

Innovative Ideen:

Die Ideen zielen auf kompetente und individualisierte Auswahl- und Beratungsprozesse sowie auf gleichberechtigte Zugangsmöglichkeiten ab. Zudem deuten die Ergebnisse der Untersuchung auf Vorteile eines flexiblen persönlichen Pflege- oder Familienpflegebudgets sowie eines freien Budgets für ambulante Pflegedienste zur Verrechnung von PIT-bedingten zusätzlichen oder wegfallenden Einsätzen hin.

Finanzierungsverantwortung:

Befragte sehen die Finanzierungsverantwortung für die Infrastruktur im vollstationären Bereich beim Träger, im ambulanten Bereich hingegen sollte die Finanzierungsverantwortung beim Pflegeempfangenden oder im Bedarfsfall bei den Sozialämtern liegen. Die Finanzierungsverantwortung für Anschaffungskosten wird durch Befragte in erster Linie bei den Krankenkassen gesehen; eine Mitverantwortung bei Renten- und Unfallversicherern sowie den Nutzer*innen von Technologien. Die Finanzierungsverantwortung für alle mit dem Technologieeinsatz im Zusammenhang stehenden pflegerischen Leistungen – darauf verweisen die Untersuchungsergebnisse – sind der Pflegeversicherung zuzuordnen. Auch der Politik wird eine Finanzierungsverantwortung zugeschrieben. Überdies indizieren die Ergebnisse der Untersuchung für einen reibungslosen

Ablauf im Regelbetrieb die Notwendigkeit einer unbürokratischen Gestaltung der Finanzierungsverantwortung.

Auswahlmöglichkeiten der Finanzierungsmodelle:

Als Ergebnis der Untersuchung wird die Frage aufgeworfen, nach welchen Kriterien die Auswahl des Finanzierungsmodells (individuelle Finanzierung vs. einrichtungsbezogene Finanzierung) erfolgen könnte. Befragte zeigen drei Möglichkeiten: 1. Die Auswahl des Finanzierungsmodells nach Setting: ambulant immer individuell, vollstationär und Klinik immer über die Einrichtung; 2. die Auswahl nach Prozessen: Es finanziert der-/diejenige, dessen Prozesse verändert werden (z. B. Blutdruckmanagement: eigene Kontrolle zu Hause entspricht Finanzierung über Pflegeempfangenden; Blutdruckkontrolle durch die Pflegekraft entspricht Finanzierung über die Einrichtung) und 3. nach Übertragbarkeit der Technologien: Wenn eine Technologie auf mehrere Nutzer*innen übertragbar ist, also nacheinander oder parallel eingesetzt werden kann, finanziert die Einrichtung/der Träger. Auch liefert die Studie Aussagen zu Vor- und Nachteilen beider Finanzierungsmodelle. Als Vorteil der individuellen Anschaffung wird z. B. ein höchstmöglicher Nutzen durch Passgenauigkeit angesehen, als Vorteile der einrichtungsbezogenen Anschaffung u. a. ein gewisser Marketing-Effekt und eine höhere Auslastung der Technologien.

4 Diskussion und Ausblick

Die Wahl eines qualitativen Forschungsdesigns erwies sich als begründet. Zum einen betrifft das Forschungsthema vor dem Hintergrund der Etablierung von PIT einen Bereich, der in der Pflege neu und bisher wenig bis gar nicht beforscht ist. Aufgrund der Fülle des Datenmaterials und der zur Verfügung stehenden zeitlichen Ressourcen war die kategoriengeleitete Inhaltsanalyse nach Mayring ein geeignetes methodisches Instrument.

Die Ergebnisse geben Aufschluss über die Komplexität der Thematik. Durch den langen Leitfaden wurden Daten zu vielen mit dem Regelbetrieb im Zusammenhang stehenden Themen erhoben. Aus der Fülle des Materials entstand ein großes Kategoriensystem, das mehrerer Ebenen bedurfte. Dies erschwerte das Zusammenführen der Ergebnisse. Als positiv kann die Entscheidung gewertet werden, neben Kostenträgern auch Expert*innen aus weiteren relevanten Bereichen wie Politik, Gesundheitspraxis, Technik und Wissenschaft zu befragen. Dies trug zwar zur Datenfülle bei, die Studie enthält aber dadurch verschiedene Blickwinkel, die über die reine Perspektive der Kostenträger hinausgehen. Dadurch entstand ein umfassender Überblick darüber, welche Strukturen und Bereiche durch einen flächendeckenden regelfinanzierten Betrieb innovativer Pflegetechnologien tangiert werden sowie für alle beteiligten Personengruppen und Professionen relevant sind.

Untrennbar verbunden mit der Regelfinanzierung sind eine Vielzahl weiterer struktureller und organisatorischer Rahmenbedingungen, die für einen (flächendeckenden) regelhaften Betrieb von innovativen Pflegetechnologien unabdingbar sind. Auffällig ist, dass derzeit deutlich mehr Optionen zur Anschaffung von Technologien und zur Investition im Zusammenhang mit Technologien gegeben sind. Möglich und zum Teil bereits praktiziert scheint auch die Option, die Anschaffung von Technologien in bestehende Finanzierungssysteme zu integrieren. Für die Folgekosten des Regelbetriebs hingegen, die z. B. durch regelmäßige Wartung, Support, einen kontinuierlichen Wissenstransfer, Beratungsstrukturen usw. und den damit verbundenen Personalkosten entstehen, fehlen Finanzierungsmöglichkeiten nahezu gänzlich. Vor diesem Hintergrund stellt sich auch die Frage, ob Ressourcen, die durch den Technikeinsatz eingespart werden können, mit dem Ergebnis mehr Zeit für andere pflegerische Tätigkeiten zu haben, an anderer Stelle für den Technikeinsatz benötigt werden.

Finanzierungsoptionen und andere Bedingungen, wie gesetzliche Vorgaben, fehlen derzeit für einen flächendeckenden Regelbetrieb. Die Integration von PIT in Arbeitsprozesse und Pflegekernprozesse scheint wesentlich langwieriger und ressourcenaufwändiger (Zeit und Personal) als angenommen. Es ist ein mehrere Jahre andauernder Prozess, der möglicherweise nie ganz abgeschlossen sein wird, weil die Technik sich in einem so rasanten Tempo entwickelt, dass die Arbeitsprozesse, insbesondere Pflegekernprozesse, aber auch die gesamte Arbeitsorganisation (z. B. technikbeauftragte Personen, Schulungsaufwand, Support) immer wieder an der Technik orientiert angepasst werden müssen. Die rasante Technikentwicklung steht dem vergleichsweise hohen Zeitaufwand zur Anpassung der Rahmenbedingungen, Prozessen und gesetzlichen Bestimmungen entgegen. Diese Diskrepanz – dies indizieren die Ergebnisse der Untersuchung – erschwert den flächendeckenden Regelbetrieb.

Eine mangelnde Rechtssicherheit wirkt sich nach Ansicht von Befragten hemmend auf die flächendeckende Nutzung aus. Sind Besitzverhältnisse nicht geregelt, ist damit einhergehend auch die Verantwortung für die Wartung der Technologien ungeklärt. Gehört eine Technologie der Krankenkasse, die sie finanziert oder der nutzenden Person? Wer haftet bei technischem Versagen? Warum kann ich Consumer-Elektronik nicht im Pflegebereich anwenden? All diese Fragen sind derzeit nicht oder nicht eindeutig geklärt.

Deutlich wird durch diese Studie zudem, dass bei der Betrachtung der Finanzierungsmöglichkeiten und notwendigen Rahmenbedingungen das Setting ambulante Pflege eine besondere Rolle einnimmt. Auch die Settings Klinik und vollstationäre Pflege brauchen für einen flächendeckenden Regelbetrieb spezifische Strukturen und Bedingungen. Im ambulanten Bereich jedoch sind die benötigten Voraussetzungen komplexer und scheinen deutlich schwerer umzusetzen als in den anderen beiden Settings. Jeglicher Technologieeinsatz steht und fällt hier mit den in der Häuslichkeit vorhandenen IT-Strukturen. Zuständigkeiten sind hier schwerer zu definieren, Beratungsstrukturen schwieriger umzusetzen, essenzielle Fragen nicht geklärt. Was passiert, wenn durch übermittelte Daten der Technologie oder durch gesendete Alarme zusätzliche Einsätze erforderlich werden? Hier fehlt es derzeit nicht nur an Antworten, sondern zunächst an einer konkreten Bedarfserhebung, welche Strukturen und gesetzliche Regelungen für einen Regelbetrieb in diesem Setting notwendig sind. Dies kann die vorliegende Studie nicht abschließend abbilden.

Es offenbart sich eine Fülle fehlender und nicht hinreichender gesetzlicher Regelungen. Zudem betreffen vorhandene rechtliche Rahmenbedingungen fast ausschließlich die Finanzierung von Technologien. Nahezu keine gesetzliche Regelung und normativen Vorgaben betreffen strukturelle und organisatorische Voraussetzungen für deren Regelbetrieb. Hinzu kommt: Monetäre Gewährungen, die die Entwicklung und Erprobung von Technologien, Investitionen, den Kompetenzerwerb für die Anwendung von Technologien betreffen, sind in der Regel per Gesetz an Voraussetzungen und z. T. auch an Bedingungen geknüpft. Die gegebenen Voraussetzungen und gesetzlichen Regelungen differieren für die einzelnen Settings, die vom Gesetzgeber nicht gleichberechtigt behandelt werden.

Kaum berücksichtigt werden bisher Personalkosten, die zunächst aber entstehen müssen, da ein erheblicher Zeitaufwand bei der Implementierung der Technologien in Arbeitsprozesse miteinhergeht. Derzeit ist beobachtbar, dass das Pflegepersonal diesen zeitlichen Aufwand zusätzlich bewältigen muss oder ausschließlich über Drittmittel finanziert hinreichend Arbeitszeit zur Verfügung steht. Überdies sind die Forschungsbedingungen für Praxiseinrichtungen prekär. Eine Forschungsförderung mit 50 % Eigenmitteln ist für Praxiseinrichtungen hochriskant. Forschungsbedarfe werden hingegen weiterhin auf verschiedenen Gebieten gesehen. So ist neben pflegerischer Versorgungsforschung und klinischer Forschung eine fortlaufende Evaluation des Technikeinsatzes angeraten. Forschungsdesigns, die eine fortlaufende Rückmeldemöglichkeit der Praxis an die Technikhersteller bieten, sind ebenfalls relevant.

Literatur

Mayer, H. O.: Interview und schriftliche Befragung. Grundlagen und Methoden empirischer Sozialforschung. 6. überarb. Aufl. München: Oldenburg 2013.

Mayring, P.: Qualitative Inhaltsanalyse. Grundlagen und Techniken. 11. akt. U. überarb. Aufl. Weinheim 2010.

Prozessinnovationen in der Pflege: Erfolgsfaktoren für eine nachhaltige Verbesserung der Abläufe

Heidemarie Hille

Abstract: Trotz hoher Ausgaben bei guter Qualität gilt das deutsche Gesundheitswesen als schwerfällig im Hinblick auf Innovationen. Prozess- und Strukturveränderungen sowie vor allem der Einsatz digitaler Lösungen hinkt anderen Ländern hinterher. Auch die Förderung des KZHG von z. B. digitalen Patientenportalen hat daran zu wenig geändert. Die langsam entstehenden Prozessveränderungen bieten einige Chancen und in einigen Bereichen ist es gelungen, erste Entlastungen zu schaffen. Allerdings sind viele Unternehmen im Gesundheitswesen ungenügend auf künftige Veränderungen vorbereitet. Die Notwendigkeit, eine Organisationsoptimierung zu erkennen und vorzubereiten fällt oft schwer. Die Einbindung und unterstützenden Schulungsmaßnahmen des Personals unterbleiben häufig, obwohl sich damit die Prozessabläufe in der Organisation / im Unternehmen radikal verbessern ließen. Gleichzeitig würden Arbeitszeiten frei, um Innovationen angehen zu können. Insgesamt ergibt sich aus der Prozessinnovation nicht nur mehr Zufriedenheit und eine Motivationssteigerung des Personals, auch die Arbeitgeberattraktivität wird damit erhöht.

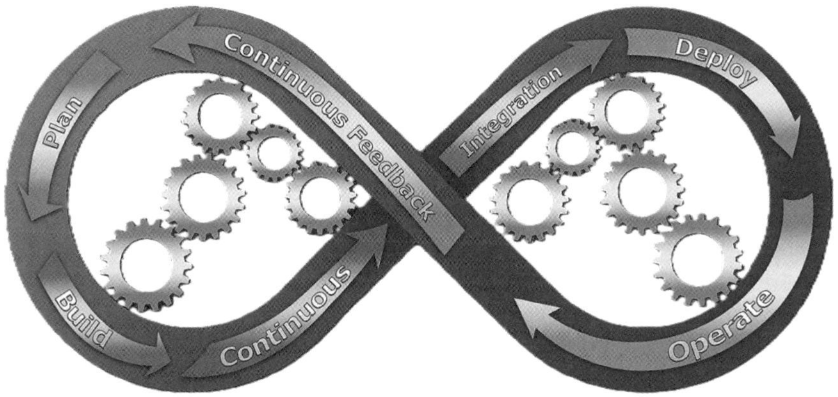

Abb. 1: Prozessinnovation

Quelle: Eigene Darstellung.

Einführung

Willkommen, zum Artikel „Prozessinnovation in der Pflege“. Hier widmen wir uns dem spannenden Thema der Verbesserung und Innovation von Prozessen in der Pflegebranche. Es werden die zentralen Begriffe und Definitionen vorgestellt sowie die Bedeutung von Prozessinnovation für die Pflegebranche erläutert. Wir werden uns mit verschiedenen Aspekten zu diesem Thema auseinandersetzen, z. B. wie Pflegeeinrichtungen ihre Prozesse analysieren und identifizieren können, welche Bereiche Verbesserungspotenzial haben. Des Weiteren werden wir verschiedene Ansätze und Methoden zur Prozessoptimierung vorstellen. Ergänzend gibt es Best Practice Beispiele aus unterschiedlichen Bereichen.

1 Definition Prozessinnovation

Prozessinnovation ist ein Begriff, der in vielen Fachgebieten Verwendung findet. Auch in der Pflegebranche ist sie von großer Bedeutung. Doch was bedeutet Prozessinnovation eigentlich genau? Schauen wir uns unterschiedliche Definitionen an:

Definition 1

Prozessinnovation wird definiert als die Einführung neuer oder verbesserter Prozesse in einem Unternehmen oder einer Organisation. Dabei geht es darum, bestehende Arbeitsabläufe effizienter zu gestalten oder gänzlich neue Prozesse zu entwickeln. Ziel ist es, Kosten zu senken, Qualität zu steigern und Wettbewerbsvorteile zu erlangen.

Definition 2

Nach einer anderen Definition beinhaltet Prozessinnovation die Neugestaltung von Arbeitsprozessen, um einen Mehrwert für alle Beteiligten zu schaffen. Dabei können sowohl technologische als auch organisatorische Veränderungen eine Rolle spielen. Entscheidend ist, dass die Innovation einen positiven Einfluss auf die Ergebnisse des Prozesses hat und zu einer Verbesserung führt.

Definition 3

Eine weitere Definition von Prozessinnovation betrachtet den Innovationsprozess selbst. Dabei geht es darum, neue Ansätze und Methoden für die Entwicklung und Umsetzung von Innovationen zu finden. Prozessinnovation ermöglicht es Unternehmen, effektiver und schneller innovative Lösungen zu finden und umzusetzen.

Fazit: Prozessinnovation ist ein vielseitiger Begriff, der unterschiedliche Definitionen umfasst. Ob es um die Optimierung von Arbeitsabläufen, die Schaffung von Mehrwert oder die Entwicklung innovativer Methoden geht, Prozessinnovation ist ein wichtiges Instrument, um in einem sich stetig verändernden Umfeld wettbewerbsfähig zu bleiben. In der Pflegebranche spielt Prozessinnovation eine besonders wichtige Rolle. Angesichts des demografischen Wandels und der steigenden Anforderungen an die Pflegequalität ist es notwendig, Arbeitsprozesse kontinuierlich zu verbessern und anzupassen, um die Qualität der Versorgung zu verbessern und die Effizienz der Arbeitsabläufe zu steigern. Prozessinnovation kann dazu beitragen, die Pflege effizienter und effektiver zu gestalten, bessere Ergebnisse zu erzielen und somit eine bessere Versorgung der Patienten sicherzustellen, den Bedürfnissen der Patienten gerecht zu werden. Im Bereich der Pflege umfasst dies sowohl administrative Prozesse als auch direkte Behandlungs- und Versorgungsprozesse.

2 Relevante Merkmale und Eigenschaften von Prozessinnovation in der Pflege

1. **Effizienzsteigerung:** Prozessinnovationen zielen darauf ab, Arbeitsabläufe effizienter zu gestalten, um Zeit und Ressourcen zu sparen. Dies kann beispielsweise durch den Einsatz digitaler Technologien oder die Automatisierung von bestimmten Aufgaben erreicht werden. Dies führt zu einer verbesserten Patientenversorgung und einer effizienteren Nutzung der vorhandenen Ressourcen
2. **Qualitätsverbesserung:** Durch die Entwicklung neuer Prozesse können Pflegeeinrichtungen die Qualität der Versorgung und Behandlung ihrer Patienten verbessern. Dies kann unter anderem durch die Implementierung von evidenzbasierten Praxisstandards oder die Förderung interdisziplinärer Zusammenarbeit erreicht werden.
3. **Kostensenkung:** Prozessinnovationen können dazu beitragen, die Kosten in der Pflegebranche zu senken, indem beispielsweise ineffiziente Prozesse identifiziert und optimiert werden. Dies kann zu einer besseren Ressourcenallokation und einer finanziellen Entlastung von Pflegeeinrichtungen führen.
4. **Patientenzentrierter Ansatz:** Prozessinnovationen in der Pflege haben in erster Linie das Wohl und die Bedürfnisse der Patienten im Fokus. Ziel ist es, die Versorgung sicherer, individualisierter und patientenzentrierter zu gestalten. Dies kann beispielsweise durch die Implementierung von Pflegekonzepten wie der Bezugspflege oder durch die Förderung einer aktiven Beteiligung der Patienten an Entscheidungsprozessen erreicht werden und führt zu einer höheren Zufriedenheit der Patienten und einer verbesserten Gesundheitsversorgung.
5. **Innovationsbereitschaft**
   Prozessinnovationen erfordern eine hohe Innovationsbereitschaft von Pflegeeinrichtungen. Es ist wichtig, offen für neue Ideen und Vorschläge zu sein und die Bereitschaft zu haben, bestehende Prozesse kontinuierlich zu hinterfragen und zu verbessern. Dies erfordert eine Kultur des Lernens und der Offenheit für Veränderungen.
6. **Interdisziplinäre Zusammenarbeit**
   Die Entwicklung und Implementierung von Prozessinnovationen erfordert eine interdisziplinäre Zusammenarbeit. Es ist wichtig, dass Pflegefachkräfte, Pflegedienstleitungen, Ärzte und andere relevanten Akteure gemeinsam an der Gestaltung und Umsetzung von Innovationen mitwirken. Durch den Austausch von Erfahrungen und Wissen können innovative Ideen entwickelt und erfolgreich umgesetzt werden.
7. **Kontinuierliche Verbesserung**
   Prozessinnovationen ermöglichen es Pflegeeinrichtungen, kontinuierliche Verbesserungen vorzunehmen. Durch die Erfassung und Analyse von Daten können Schwachstellen identifiziert und geeignete Maßnahmen zur Optimierung entwickelt werden. Dies gewährleistet eine kontinuierliche Qualitätssteigerung und eine ständige Anpassung der Pflegeprozesse an die aktuellen Anforderungen.

2.1 Herausforderungen bei der Umsetzung

Bei der Einführung von Prozessinnovationen im Pflegebereich stehen Pflegeeinrichtungen vor verschiedenen Herausforderungen. Dazu gehören unter anderem:

- **Widerstand gegen Veränderung:** Mitarbeiterinnen und Mitarbeiter in der Pflegebranche können sich gegen Veränderungen sträuben oder Zweifel an deren Notwendigkeit haben. Es ist daher wichtig, die Vorteile von Prozessinnovationen klar zu kommunizieren und ein gemeinsames Verständnis für die Ziele und den Nutzen zu schaffen.
- **Komplexität der Prozesse:** Die Pflegebranche ist geprägt von komplexen Arbeitsabläufen und Prozessen. Bei der Einführung von Prozessinnovationen müssen diese Komplexitäten berücksichtigt werden, um sicherzustellen, dass die neuen Prozesse reibungslos implementiert werden können.
- **Finanzielle Ressourcen:** Die Umsetzung von Prozessinnovationen erfordert häufig finanzielle Investitionen, beispielsweise für die Anschaffung neuer Technologien oder Schulungen der Mitarbeiterinnen und Mitarbeiter. Pflegeeinrichtungen müssen daher über ausreichende finanzielle Ressourcen verfügen oder alternative Finanzierungsmöglichkeiten finden.

2.2 Bedeutung von Prozessinnovation in der Pflege

Die Pflege ist ein äußerst wichtiger Bereich des Gesundheitswesens und steht vor zahlreichen Herausforderungen. Die stetige Zunahme der pflegebedürftigen Menschen, deren Bedürfnisse sich laufend verändern, der Fachkräftemangel (auch bei den Randbereichen wie Hauswirtschaft) und finanzielle Engpässe sind nur einige der Problemfelder, mit denen Pflegeeinrichtungen konfrontiert sind. Um diesen Herausforderungen erfolgreich zu begegnen, ist es notwendig, bisherige Prozesse zu überdenken und zu optimieren. Prozessinnovationen haben somit einen vielfältigen Nutzen für die Pflegebranche.

Durch die Einführung neuer Technologien, Arbeitsmethoden und organisatorischer Maßnahmen sowie der Implementierung von Best Practices, können Prozesse optimiert und auf die individuellen Bedürfnisse der Patienten angepasst werden. So können beispielsweise Dokumentationsprozesse vereinfacht und Fehler reduziert werden. Zudem kann die Prozessinnovation dazu beitragen, die Arbeitsbedingungen für das Pflegepersonal zu verbessern und die Patientensicherheit zu erhöhen

In diesem Kontext ist es unerlässlich, innovative Prozesse zu entwickeln, um diesen Herausforderungen effektiv zu begegnen.

Prozessinnovation in der Pflege bezieht sich auf die Neugestaltung und Verbesserung aller betrieblichen Abläufe in Pflegeeinrichtungen. Ziel ist es, die Qualität der Pflege zu steigern, die Effizienz zu verbessern und die Attraktivität des Pflegeberufs zu erhöhen.

Zusätzlich muss man sich mit Fragen der Personalplanung, der Einführung digitaler Technologien und der Förderung der Mitarbeiterzufriedenheit beschäftigen. Als Ziel können Organisationen in der Pflege ihre Dienstleistungen verbessern und sich den Herausforderungen einer kontinuierlich wandelnden Gesundheitslandschaft stellen. Insgesamt trägt es dazu bei, ihre Pflegeeinrichtung weiterzuentwickeln und den wachsenden Herausforderungen erfolgreich zu begegnen.

Natürlich hat jeder einzelne Punkt unter Kapitel 2.1 eine Bedeutung für Pflegende und Pflegeeinrichtungen. Wir schauen uns drei wichtige Punkte genauer an:

Effizienzsteigerung

Die Integration von Prozessinnovationen in die Pflegepraxis ermöglicht es, den Arbeitsaufwand der Pflegekräfte zu verringern und die Betreuungszeit für die Patienten zu erhöhen. Durch den Einsatz von digitalen Dokumentationssystemen, automatisierten Pflegehilfsmitteln und optimierten Abläufen können repetitive Aufgaben effizienter erledigt werden, sodass mehr Zeit für die direkte Pflege zur Verfügung steht.

Qualitätsverbesserung

Mit Hilfe von Prozessinnovationen können Pflegeprozesse qualitativ hochwertiger gestaltet werden. Durch den Einsatz von evidenzbasierten Pflegestandards und intelligenten Assistenzsystemen können Pflegekräfte ihre Arbeit auf dem neuesten wissenschaftlichen Stand durchführen. Dies führt zu einer besseren Versorgung der Patienten und einer Steigerung der Patientensicherheit.

Individualisierung der Pflege

Prozessinnovation ermöglicht es, die Pflege auf die individuellen Bedürfnisse der Patienten zuzuschneiden. Durch den Einsatz von personalisierten Behandlungsplänen und patientenorientierten Ansätzen kann die Pflege maßgeschneidert und bedarfsgerecht gestaltet werden. Dies führt zu einer höheren Zufriedenheit der Patienten und verbesserten Behandlungsergebnissen.

2.3 Warum ist Prozessinnovation in der Pflege wichtig?

Prozessinnovation in der Pflege ist von großer Bedeutung, um eine qualitativ hochwertige Versorgung sicherzustellen. Indem Arbeitsabläufe optimiert und effizienter gestaltet werden, können Pflegeeinrichtungen sicherstellen, dass Patienten die bestmögliche Betreuung erhalten.

Die Pflegebranche ist ständig Veränderungen ausgesetzt, sei es aufgrund neuer medizinischer Erkenntnisse, gesetzlicher Vorschriften oder demografischer Veränderungen. Durch Prozessinnovation können Pflegeeinrichtungen flexibel auf diese Veränderungen reagieren und ihr Leistungsniveau kontinuierlich verbessern.

2.4 Beispiele für Prozessinnovation in der Pflege

Es gibt verschiedene Beispiele für Prozessinnovation in der Pflege, bei denen neue Arbeitsabläufe eingeführt wurden bzw. werden, um die Versorgung zu verbessern und Ressourcen effizienter zu nutzen.

1. Implementierung von elektronischer Patientendokumentation (landläufig bezeichnet als Einführung von elektronischen Patientenakten), um den Zugriff auf medizinische Informationen zu erleichtern, Fehler bei der Dateneingabe zu reduzieren, sowie zur Verbesserung der Informationstransparenz und des Datenaustauschs.
2. Einführung / Nutzung von telemedizinischen Lösungen und digitalen Gesundheitsplattformen, um die Fernüberwachung von Patienten zu ermöglichen und den Zugang zu Fachwissen zu verbessern. Gleichzeitig dient dies zur Unterstützung von Patienten zu Hause.
3. Optimierung des Entlassungsprozesses, um sicherzustellen, dass Patienten nach ihrer Entlassung die erforderliche Nachsorge erhalten.
4. Implementierung von Lean-Prinzipien, um Verschwendung zu reduzieren und die Effizienz der Arbeitsabläufe zu steigern.
5. Einsatz von mobilen Applikationen und Wearables zur Unterstützung und Überwachung der Gesundheit von Patienten.
6. Einbindung von künstlicher Intelligenz und maschinellem Lernen zur Vorhersage von Krankheitsverläufen und zur personalisierten Pflege.
7. Implementierung von Robotik und Automatisierungstechnologien für repetitive Aufgaben und die Unterstützung der Pflegekräfte.

Diese Beispiele sind nur ein kleiner Ausschnitt dessen, was Prozessinnovation in der Pflege umfassen kann. Es ist wichtig, dass Pflegeeinrichtungen kontinuierlich nach neuen Möglichkeiten suchen, ihre Prozesse zu verbessern um die bestmögliche Versorgung für ihre Patienten zu gewährleisten.

Best Practice Beispiel – Prozessinnovationen in der Pflege, um mehr Zeit für Patienten zu haben

Mobile Stationswagen und Klinikinformationssysteme ersparen der Pflegekraft Zeit
Die mobilen Stationswagen gibt es in einigen Schweizer Spitälern schon seit 2008. Ebenso wie Klinikinformationssysteme. Ein größeres Spitalzentrum im Schweizer Seeland war eines der ersten Krankenhäuser 2008, die früh diese innovativen Prozesse als Leuchtturm mit Erfolg umsetzte. Dadurch konnten die Behandlungsdaten direkt im Patientenzimmer in einem Laptop, der auf dem mobilen Stationswagen stand, in das Klinikinformationssystem von der Pflegekraft eingetragen werden. Der zweite Schritt war, dass Messdaten von medizinischen Geräten, wie beispielsweise Blutdruckgeräte, direkt nach der Messung in das Klinikinformationssystem übertragen wurden. Inzwischen gibt es bereits mehrere Krankenhäuser, die dies erfolgreich umgesetzt haben. Solche Prozesse minimieren das Risiko von Übertragungsfehlern und ersparen der Pflegekraft Zeit. Weitere Informationen dazu haben wir im Buch „Digitalisierung in der Pflege“[1] in 2021 veröffentlicht.

1 Bettig u. a. (Hrsg.): Digitalisierung in der Pflege. 2021.

3 Ziele von Prozessinnovation

Ziel 1: Schaffung eines Bewusstseins für Prozessinnovation in der Pflege

Ein Hauptziel ist es, ein Bewusstsein für die Bedeutung von Prozessinnovation in der Pflege zu schaffen. Durch eine detaillierte Darstellung der aktuellen Situation und der Herausforderungen im Pflegesektor sollen die Betroffenen ermutigt werden, sich aktiv mit dem Thema auseinanderzusetzen und Veränderungen anzustoßen. Der Artikel liefert dazu notwendige Informationen und Best-Practice-Beispiele, um ein fundiertes Verständnis für die Potenziale der Prozessinnovation in der Pflege zu vermitteln.

Ziel 2: Vermittlung von praxisorientiertem Fachwissen

Darüber hinaus richtet sich das Buch an Fachkräfte, Entscheidungsträger und Studierende im Pflegebereich, die ihr Fachwissen erweitern und konkrete Handlungsempfehlungen erhalten möchten. Sie sollen dazu befähigt werden, Prozessinnovationen in der Pflege erfolgreich umzusetzen. Hierfür werden in diesem Buch praxisorientierte Konzepte, Modelle und Tools vorgestellt, die durch Beispiele aus der realen Welt der Pflege praxisnah illustriert werden.

Ziel 3: Förderung des interdisziplinären Austauschs

Ein weiteres Ziel ist es, den interdisziplinären Austausch zu fördern. Prozessinnovation in der Pflege erfordert eine enge Zusammenarbeit zwischen verschiedenen Akteuren, wie beispielsweise Pflegefachkräften, IT-Spezialisten, Managern und Gesundheitspolitikern. Der Artikel bietet eine Plattform zur Vernetzung und zum Wissensaustausch, um gemeinsam effektive Lösungen zu entwickeln und die Qualität der Pflege nachhaltig zu verbessern.

Ziel 4: Stärkung der Positionierung der Pflege als eigenständige Profession

Ein besonderes Ziel dieses Artikels ist es, die Positionierung der Pflege als eigenständige Profession zu stärken. Durch die gezielte Betonung der Bedeutung von Prozessinnovation in der Pflege sollen die Pflegenden ermutigt werden, ihre Rolle und Kompetenzen innerhalb des Pflegesektors selbstbewusst und aktiv einzubringen und damit das Ansehen der Pflegeberufe zu stärken und dem Fachkräftemangel entgegenzuwirken. Durch die Erreichung dieser Ziele sollen die Akteure in die Lage versetzt werden, Prozessinnovationen in der Pflege erfolgreich umzusetzen und die Qualität der Versorgung nachhaltig zu verbessern.

3.1 Schematischer Ablauf der Implementierung

Schritt 1: Analyse der bestehenden Prozesse

Der erste Schritt bei der Implementierung von Prozessinnovationen ist die gründliche Analyse der bestehenden Prozesse in der Pflege. Hierbei werden alle Arbeitsschritte und Abläufe dokumentiert und bewertet, um mögliche Verbesserungspotenziale zu identifizieren. Diese Analyse sollte in enger Zusammenarbeit mit den Pflegekräften erfolgen, um deren Erfahrungen und Expertise vollständig einzubeziehen.

Schritt 2: Festlegung der Ziele und Maßnahmen

Basierend auf den Erkenntnissen aus der Prozessanalyse werden klare Ziele für die Prozessinnovation definiert. Diese Ziele sollten in Übereinstimmung mit vorhandenen Qualitätsrichtlinien erstellt werden und spezifisch, messbar, erreichbar, relevant und zeitgebunden (SMART) sein. Zusätzlich werden die notwendigen Maßnahmen identifiziert, um die Prozessinnovation umzusetzen. Hierbei ist es wichtig, einen realistischen Zeitplan zu erstellen und die Ressourcen für die Umsetzung einzuplanen.

Schritt 3: Schulung und Kommunikation

Eine erfolgreiche Implementierung von Prozessinnovationen erfordert eine gründliche Schulung der Pflegekräfte. Diese sollten über die Ziele, Vorteile und Auswirkungen der neuen Prozesse informiert werden. Außerdem müssen sie die erforderlichen Fähigkeiten und Kenntnisse erwerben, um die Prozessinnovation effektiv umzusetzen. Eine transparente und offene Kommunikation ist ebenfalls wichtig, um mögliche Bedenken oder Widerstände frühzeitig zu erkennen und adäquat zu adressieren.

Schritt 4: Pilotphase

Bevor die Prozessinnovation im gesamten Pflegebereich implementiert wird, empfiehlt es sich, eine Pilotphase durchzuführen. In dieser Phase werden die neuen Prozesse in einem begrenzten Bereich oder einer spezifischen Abteilung getestet und evaluiert. Hierbei können weitere Verbesserungen identifiziert und Anpassungen vorgenommen werden, um eine bestmögliche Umsetzung sicherzustellen.

Schritt 5: Implementierung und Überwachung

Nach erfolgreicher Durchführung der Pilotphase kann die Prozessinnovation auf den gesamten Pflegebereich ausgedehnt werden. Während der Implementierung ist es wichtig, die Umsetzung zu überwachen und regelmäßige Feedbackschleifen mit den Pflegekräften einzurichten. Dadurch können mögliche Probleme rechtzeitig erkannt und Lösungen gefunden werden. Eine regelmäßige Überprüfung der Prozesserfolge und die Durchführung von Qualitätskontrollen stellen sicher, dass die gewünschten Ziele erreicht werden.

Insgesamt ist die Implementierung von Prozessinnovationen in der Pflegebranche ein anspruchsvoller Prozess, der eine sorgfältige Planung und Beteiligung aller Beteiligten erfordert. Durch eine methodische Vorgehensweise und eine enge Zusammenarbeit mit allen Betroffenen und mit allen Bereichen (hier die Schnittstellenbereiche beachten!) kann die Qualität der Patientenversorgung verbessert und die Effizienz der Abläufe gesteigert werden.

3.2 Analyse der Ist-Situation

Es ist essenziell, die Ist-Situation eingehend zu analysieren, um mögliche Optimierungspotenziale zu erkennen und innovative Lösungsansätze zu entwickeln.

Aktueller Zustand der Pflegeprozesse

Eine umfassende Analyse der Ist-Situation zeigt, dass in der Pflegebranche noch viele Optimierungsmöglichkeiten bestehen, um den Herausforderungen der modernen Gesundheitsversorgung gerecht zu werden. Die Pflegeprozesse in vielen Einrichtungen sind mit zahlreichen Herausforderungen verbunden. Einige der häufigsten Probleme umfassen:

1. Mangelnde Effizienz: Die Pflegeabläufe sind oft zeitaufwendig und ineffizient strukturiert. Dies führt zu einer Überlastung des Pflegepersonals und einer eingeschränkten Qualität der Patientenversorgung.
2. Kommunikationsdefizite: Eine unzureichende Kommunikation zwischen den verschiedenen Pflegebereichen und Disziplinen kann zu Informationsverlusten und Missverständnissen führen, die wiederum die Patientensicherheit gefährden.
3. Technologische Rückständigkeit: Viele Pflegeeinrichtungen arbeiten noch immer mit veralteten Systemen und Technologien. Dadurch werden Möglichkeiten zur Automatisierung und Optimierung der Pflegeprozesse verschenkt.
4. Qualifikationsmangel: Der Fachkräftemangel in der Pflegebranche erschwert eine optimale Versorgung der Patienten. Der hohe Arbeitsdruck und unzureichende Ressourcen beeinflussen zudem die Zufriedenheit und Motivation des Pflegepersonals negativ.

Herausforderungen und Chancen

Allerdings bieten sich auch Chancen, um die Prozesse zu verbessern und innovative Lösungen einzuführen und damit können gleichzeitig die Pflegeprozesse optimiert und die Versorgungsqualität nachhaltig verbessert werden:

- Integration neuer Technologien: Durch den Einsatz von digitalen Lösungen und innovativen Technologien können Pflegeprozesse optimiert und die Effizienz gesteigert werden. Dies erleichtert es dem Pflegepersonal, sich verstärkt auf die individuelle Betreuung der Patienten zu konzentrieren.
- Interdisziplinäre Zusammenarbeit: Eine verbesserte Kommunikation und Koordination zwischen den verschiedenen Pflegebereichen ermöglicht eine bes-

sere Patientenversorgung. Durch den Austausch von Informationen und Erfahrungen kann eine ganzheitliche Behandlung gewährleistet werden.
- Weiterbildung und Qualifikation: Um den Herausforderungen der modernen Pflege gerecht zu werden, ist es essenziell, das Pflegepersonal kontinuierlich weiterzubilden und zu qualifizieren. Dies stärkt nicht nur die individuellen Kompetenzen, sondern verbessert auch die Pflegequalität insgesamt und steigert die Motivation des Personals.

3.3 Entwicklung innovativer Prozesse

3.3.1 Die Herausforderungen in der Pflege

Die Pflegebranche steht vor zahlreichen Herausforderungen. Eine alternde Bevölkerung, steigende Ansprüche an die Qualität der Versorgung und ein Mangel an qualifiziertem Personal stellen große Probleme dar. In diesem Kontext ist es unerlässlich, innovative Prozesse zu entwickeln, um diesen Herausforderungen effektiv zu begegnen.

Allgemeine Grundlage

Innovation in der Pflege soll einerseits die Prozesse effizienter gestalten, Kosteneinsparungen erzielen, die Patientensicherheit erhöhen oder durch Robotik, automatisches Empowerment und Workflows den Pflegealltag entlasten. Andererseits können mit Hilfe von pHealth, das heißt durch Sensoren sowie Wearables, Prozesse auf Patienten ausgelagert werden. Oft geschieht dies in Kombination mit mHealth. In diesem Fall werden die Gesundheitsdaten von Patienten vom Wearable auf eine App (Applikation) übertragen oder Patienten geben die Daten direkt auf einem Webinterface im Internet ein. Die Daten werden zugleich in der Cloud gespeichert. Dies ist ein Beispiel von eHealth. Alles fasst man unter xHealth zusammen oder auch die digitale Transformation im Gesundheitswesen genannt, welche eine große Rolle in der Prozessinnovation, vor Allem in der Pflege spielt.[2] Der Empirische Ansatz wurde bereits 2016 untersucht.[3]

3.3.2 Der Prozess der Prozessinnovation

Die Entwicklung innovativer Prozesse erfordert einen strukturierten Ansatz. Zu Beginn müssen die bestehenden Prozesse analysiert und Schwachstellen identifiziert werden. Dies kann beispielsweise durch Interviews mit dem Pflegepersonal oder durch die Auswertung von Daten erfolgen. Auf Grundlage dieser Erkenntnisse können Verbesserungsansätze entwickelt werden.

2 Kortland, J.: Moderne Gesundheits-IT mit IOT. 2017. Online: www.it-daily.net/it-management/digitalisierung/moderne-gesundheits-it-mit-iot [abgerufen am 30.12.2023].
3 Kortland, J.: Automatische Sammlung und Auswertung von Gesundheitsdaten. 2016.

1. **Identifikation der Ziele**: In diesem Schritt werden die Ziele der Prozessinnovation definiert. Das können beispielsweise die Steigerung der Effizienz, die Verbesserung der Patientensicherheit oder die Erhöhung der Mitarbeiterzufriedenheit sein.
2. **Konzeptentwicklung**: Auf Grundlage der identifizierten Ziele werden Konzepte für neue Prozesse entwickelt. Dabei sollten alle relevanten Akteure eingebunden werden, um eine ganzheitliche Betrachtung zu ermöglichen.
3. **Implementierung**: In diesem Schritt werden die neuen Prozesse umgesetzt und in den Pflegealltag integriert. Hierbei ist eine enge Zusammenarbeit zwischen dem Pflegepersonal und der IT-Abteilung essenziell, um technische Lösungen zu implementieren und mögliche Probleme zu identifizieren.
4. **Evaluation und Anpassung**: Nach der Implementierung werden die neuen Prozesse evaluiert, um deren Wirksamkeit zu überprüfen. Dabei können Schwachstellen erkannt werden, die eine weitere Anpassung erfordern.

3.4 Implementierung und Change-Management

Prozessinnovation in der Pflege

Die Implementierung neuer Prozesse und Technologien in der Pflegebranche erfordert ein effektives Change-Management, um einen reibungslosen Übergang zu gewährleisten. In diesem Kapitel werden die Grundlagen der Implementierung und wichtige Aspekte des Change-Managements im Kontext der Prozessinnovation in der Pflege erläutert.

1. Bedeutung der Implementierung

Die Implementierung neuer Prozesse ist ein entscheidender Schritt zur Verbesserung der Qualität der Pflege und zur Steigerung der Effizienz. Eine erfolgreiche Implementierung ermöglicht es den Pflegeeinrichtungen, den steigenden Anforderungen gerecht zu werden und die bestmögliche Betreuung für ihre Patienten anzubieten.

Um eine erfolgreiche Implementierung zu gewährleisten, muss ein gründlicher Plan erstellt werden. Dieser Plan sollte die Ziele und Meilensteine des Implementierungsprozesses klar definieren und eine Strategie zur Bewältigung möglicher Herausforderungen enthalten.

2. Die Rolle des Change-Managements

Change-Management spielt eine zentrale Rolle bei der Einführung neuer Prozesse in der Pflege. Es unterstützt die Organisation dabei, den Wandel erfolgreich zu bewältigen und mögliche Widerstände zu überwinden. Ein effektives Change-Management ermöglicht es den Mitarbeitern, die Vorteile der neuen Prozesse zu erkennen und sich aktiv am Implementierungsprozess zu beteiligen.

Ein wichtiger Schritt im Change-Management ist die Kommunikation. Die Mitarbeiter müssen über die Gründe für die Veränderungen informiert werden und die Möglichkeit haben, ihre Bedenken oder Fragen zu äußern. Eine offene Kommunikation schafft Vertrauen und unterstützt den Implementierungsprozess.

3. Herausforderungen bei der Implementierung

Die Implementierung neuer Prozesse in der Pflegebranche kann mit verschiedenen Herausforderungen verbunden sein. Eine der größten Herausforderungen ist der Widerstand gegen Veränderungen. Viele Mitarbeiter sind möglicherweise skeptisch gegenüber neuen Prozessen und haben Angst vor dem Unbekannten. Es ist wichtig, diese Bedenken ernst zu nehmen und auf sie einzugehen.

Weitere Herausforderungen können technische Schwierigkeiten, Zeit- und Ressourcenmangel sowie mangelnde Akzeptanz vonseiten der Patienten sein. Ein gründliches Change-Management hilft dabei, diese Herausforderungen zu identifizieren und geeignete Lösungsstrategien zu entwickeln.

4. Best Practices für eine erfolgreiche Implementierung

Um eine erfolgreiche Implementierung neuer Prozesse in der Pflege zu gewährleisten, sollten folgende Best Practices berücksichtigt werden:

1. Einbindung des Personals von Anfang an: Die Mitarbeiter sollten in den Implementierungsprozess einbezogen werden, um ihre Erfahrungen und Expertise zu nutzen.
2. Schulung und Weiterbildung: Mitarbeiter müssen auf die neuen Prozesse vorbereitet und geschult werden, um effektiv damit umgehen zu können.
3. Unterstützung der Führungskräfte: Führungskräfte spielen eine wichtige Rolle bei der Veränderung. Sie sollten das Vorhaben unterstützen und die Mitarbeiter motivieren.
4. Regelmäßige Evaluierung: Die Implementierung sollte regelmäßig evaluiert werden, um mögliche Anpassungen vornehmen zu können.

Eine erfolgreiche Implementierung und ein effektives Change-Management sind entscheidend, um Prozessinnovationen in der Pflegebranche voranzutreiben. Durch die Berücksichtigung der genannten Best Practices können Pflegeeinrichtungen ihre Abläufe verbessern und eine bessere Betreuung für ihre Patienten gewährleisten.

4 Anwendbare Methoden

4.1 Prozessanalyse

Die Prozessanalyse ist ein grundlegendes Instrument, um die aktuellen Arbeitsabläufe in der Pflege zu verstehen und mögliche Verbesserungspotenziale zu identifizieren. Hierbei werden alle Schritte eines Prozesses detailliert dokumentiert, um Engpässe, Ineffizienzen oder Fehlerquellen zu erkennen.

4.1.1 Prozessanalyse – Was ist das?

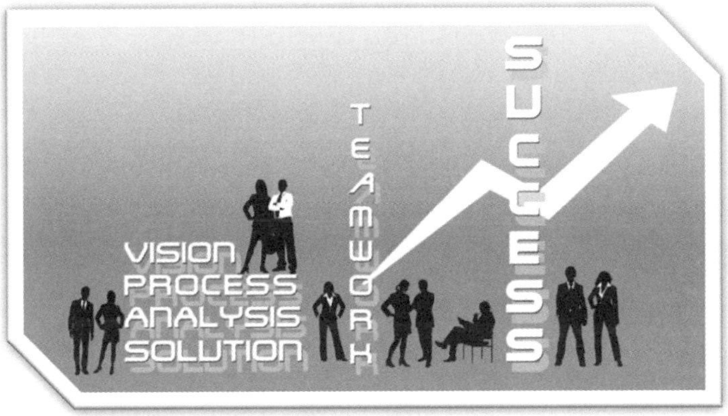

Abb. 2: Prozessinnovation

Quelle: Eigene Darstellung.

Die Prozessanalyse ist ein systematischer Ansatz zur Bewertung und Verbesserung von Arbeitsabläufen in der Pflege. Sie zielt darauf ab, den Ist-Zustand eines Prozesses zu erfassen und Schwachstellen sowie Potenziale für Verbesserungen zu identifizieren. Dabei werden alle relevanten Faktoren berücksichtigt, wie beispielsweise Arbeitsabläufe, Ressourcen, Kommunikation und Technologieeinsatz.

Um eine Prozessanalyse durchzuführen, ist es häufig notwendig, die verschiedenen Schritte eines Prozesses detailliert zu beschreiben und zu dokumentieren. Hierfür können Methoden wie Interviews, Beobachtungen vor Ort und die Auswertung von Daten und Dokumenten eingesetzt werden. Die gewonnenen Erkenntnisse dienen als Ausgangspunkt für gezielte Verbesserungen des Prozesses.

4.1.2 Warum ist eine Prozessanalyse wichtig?

Die Prozessanalyse ermöglicht es, ineffiziente Arbeitsabläufe zu identifizieren und zu optimieren. Durch eine gezielte Anpassung des Prozesses können Engpässe reduziert, Wartezeiten minimiert und Arbeitsbelastung besser verteilt werden. Dies trägt maßgeblich zur Steigerung der Produktivität und zur Verbesserung der Versorgungsqualität bei.

Des Weiteren kann die Prozessanalyse dabei helfen, Fehlerquellen aufzudecken und Prozesse sicherer zu gestalten. Durch eine genaue Untersuchung der einzelnen Schritte können potenzielle Risiken erkannt und entsprechende Maßnahmen zur Fehlerprävention ergriffen werden.

Umsetzung der Prozessanalyse (Beispielablauf):

1. **Identifikation des zu analysierenden Prozesses:** Es ist wichtig, einen konkreten Prozess auszuwählen, der analysiert werden soll. Dies kann beispielsweise die Medikamentenausgabe oder die Patientenaufnahme sein.
2. **Dokumentation der Prozessschritte:** Die Schritte des ausgewählten Prozesses werden detailliert beschrieben und dokumentiert.
3. **Analyse des Ist-Zustandes:** Hierbei werden Schwachstellen und Potenziale für Verbesserungen identifiziert.
4. **Entwicklung von Optimierungsmaßnahmen:** Basierend auf den Ergebnissen der Analyse werden gezielte Maßnahmen zur Prozessoptimierung entwickelt.
5. **Implementierung der Verbesserungen:** Die identifizierten Maßnahmen werden in den Prozess integriert und umgesetzt.
6. **Monitoring und Controlling des optimierten Prozesses:** Der optimierte Prozess wird überwacht und kontinuierlich auf Effektivität und Effizienz überprüft.
7. **Evaluation der Ergebnisse:** Am Ende des Prozesses erfolgt eine Bewertung der erreichten Verbesserungen und der Wirksamkeit der angewendeten Maßnahmen.
8. **Kontinuierliche Verbesserung**: Basierend auf den Ergebnissen der Evaluation werden gegebenenfalls weitere Optimierungsmaßnahmen identifiziert und umgesetzt, um den Prozess kontinuierlich zu verbessern.

Die Prozessanalyse ist somit ein wesentlicher Schritt auf dem Weg zur Prozessinnovation in der Pflege. Sie ermöglicht es, Arbeitsabläufe zu verbessern, die Qualität der Versorgung zu steigern und die Arbeitsbelastung des Pflegepersonals zu reduzieren. Durch die systematische Analyse und Optimierung von Prozessen werden die Voraussetzungen geschaffen, um mit den Herausforderungen des modernen Gesundheitswesens erfolgreich Schritt zu halten.

4.2 Lean Management

Lean Management ist eine Methode (die ursprünglich aus der japanischen Automobilindustrie stammt) und die darauf abzielt, Verschwendung in jeder Form, sei es in Form von Zeit, Ressourcen oder Energie, zu minimieren und eine schlanke Organisation zu erreichen. Durch den Einsatz von Lean-Prinzipien wie Wertstromanalyse, 5S-Methode und kontinuierlicher Verbesserung können Pflegeeinrichtungen ihre Ressourcen effektiver nutzen und die Qualität der Versorgung erhöhen.

4.2.1 Lean Management – Was ist das?

Lean Management ist ein systematischer Ansatz zur Verbesserung von Effizienz und Qualität durch die Eliminierung von Verschwendung. Das Ziel ist es, die Prozesse schlanker und agiler zu gestalten, um die Kundenzufriedenheit zu steigern und die Kosten zu reduzieren. Lean Management beruht auf dem Prinzip, dass Verschwendung vermieden werden sollte,

Die fünf Prinzipien des Lean Managements

1. **Wert definieren:** Identifizieren Sie den Wert aus Sicht des Kunden und stellen Sie sicher, dass alle Aktivitäten darauf ausgerichtet sind, diesen Wert zu liefern.
2. **Den Wertstrom analysieren:** Untersuchen Sie den gesamten Ablauf von der Eingabe bis zur Ausgabe und identifizieren Sie Aktivitäten, die nicht zum Mehrwert beitragen und Verschwendung darstellen.
3. **Fluss schaffen:** Gestalten Sie den Prozess so, dass die Aktivitäten ohne Unterbrechungen und Verzögerungen ablaufen, um einen kontinuierlichen Fluss zu ermöglichen.
4. **Pull-Prinzip anwenden:** Produzieren Sie nur das, was der Kunde nachfragt, anstatt auf Vorrat zu produzieren, um Überproduktion zu vermeiden.
5. **Streben nach Perfektion:** Arbeiten Sie kontinuierlich an der Verbesserung der Prozesse, um Verschwendung vollständig zu eliminieren und bestmögliche Ergebnisse zu erzielen.

Anwendung von Lean Management in der Pflege

Wir wissen, dass die Pflegebranche vor Herausforderungen wie begrenzten Ressourcen, steigenden Kosten und wachsenden Arbeitsbelastungen steht. Der Fachkräftemangel ist unübersehbar. Der Nachwuchs fehlt in allen Bereichen. Lean Management bietet eine Möglichkeit, diese Herausforderungen anzugehen, indem es den Fokus auf Verschwendungsbeseitigung und Prozessverbesserung legt.

Durch die Anwendung von Lean Management-Prinzipien können Pflegeeinrichtungen beispielsweise die Wartezeiten für Patienten reduzieren, die Effizienz bei der Medikamentenvergabe verbessern und den Arbeitsfluss im gesamten Pflegeprozess optimieren. Dies führt zu einer besseren Patientenversorgung, einer höheren Mitarbeiterzufriedenheit und letztendlich zu einer Kostenreduzierung.

Best Practice Beispiel – Mit Lean Management mehr Zeit für Patienten und schlankere Prozesse

Mit dem Lean Management können die Pflegeprozesse noch effizienter gestaltet werden und das Pflegepersonal hat deutlich mehr Zeit für Patienten. Das Spitalzentrum im Seeland war vor sechs Jahren der Vorreiter des Lean Managements in der Schweiz. Das Stationszimmer wurde aufgelöst und jede Pflegekraft in eine Patientenzone mit einem mobilen Stationswagen eingeteilt. Die Zone sollte nicht verlassen werden, auch nicht während der Mittagspause, mit dem Ziel, möglichst viel Zeit mit Patienten zu verbringen. Eine Pflegekraft wurde als «Aussendienstmitarbeiter» eingeteilt und konnte angerufen werden, wenn beispielsweise Verbandsmaterial oder Medikamente gefehlt haben, die zusätzlich unvorhergesehen gebraucht wurden. Die Stationswagen werden jeweils von der Pflegekraft, die Nachtdienst hat, wieder mit den entsprechenden Beständen aufgefüllt.

4.3 Six Sigma

Six Sigma ist ein statistisches Verfahren, das darauf abzielt, Fehler zu minimieren und die Prozessqualität zu maximieren. Durch die Anwendung von Six Sigma-Methoden wie DMAIC (Define, Measure, Analyze, Improve, Control) können Pflegeeinrichtungen Engpässe und Qualitätsprobleme identifizieren und geeignete Lösungen implementieren.

4.3.1 Six Sigma – Was ist das?

Im heutigen Zeitalter der Prozessoptimierung und Qualitätssicherung gewinnt die Methode Six Sigma immer mehr an Bedeutung, auch in der Pflege. Doch was ist Six Sigma eigentlich und wie kann es in der Pflege angewendet werden?

Six Sigma ist eine Methode zur systematischen Verbesserung von Prozessen in Unternehmen. Ursprünglich wurde sie in der Produktion entwickelt, aber mittlerweile findet sie Anwendung in verschiedensten Branchen, einschließlich der Pflege.

Das Ziel von Six Sigma ist es, die Fehlerquote in den Prozessen zu minimieren und gleichzeitig die Qualität zu maximieren. Dabei werden statistische Analysen genutzt, um Schwachstellen zu identifizieren und zu eliminieren.

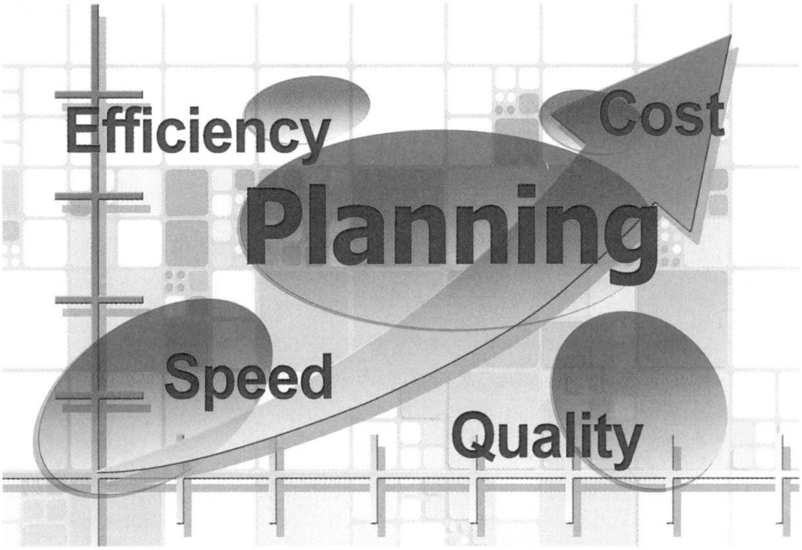

Abb. 3: Prozessinnovation
Quelle: Eigene Darstellung (KI-basiert).

4.3.2 Die DMAIC-Methode

Der Kern von Six Sigma ist die DMAIC-Methode, die sich aus den Schritten Define, Measure, Analyze, Improve und Control zusammensetzt.

Define: In diesem Schritt wird der Prozess genau definiert und das gewünschte Ziel festgelegt. Es werden die Erwartungen der Kunden sowie die Ziele und Vorgaben des Unternehmens berücksichtigt.

Measure: Hier werden Daten gesammelt und analysiert, um den aktuellen Zustand des Prozesses zu bewerten. Es werden auch Kennzahlen festgelegt, um den Fortschritt zu messen.

Analyze: In diesem Schritt werden die gesammelten Daten genauer analysiert, um Schwachstellen und Ursachen für Qualitätsprobleme zu identifizieren. Es können beispielsweise Diagramme und statistische Modelle verwendet werden.

Improve: Auf Basis der Analyseergebnisse werden Maßnahmen entwickelt, um den Prozess zu verbessern. Es werden alternative Lösungen erarbeitet und getestet, um die Qualität zu erhöhen und Fehler zu reduzieren.

Control: Im letzten Schritt werden die neuen Maßnahmen implementiert und überwacht. Es werden Kontrollmechanismen etabliert, um sicherzustellen, dass der verbesserte Prozess langfristig stabil bleibt.

4.3.3 Anwendung in der Pflege

Six Sigma Anwendung in der Pflege kann dabei helfen, die Behandlungsqualität zu verbessern, Sicherheitsrisiken zu reduzieren und Abläufe effizienter zu gestalten. Durch die Anwendung der DMAIC-Methode können Schwachstellen identifiziert und Maßnahmen entwickelt werden, um die Qualität zu maximieren und Fehler zu minimieren

Ein Beispiel für die Anwendung von Six Sigma in der Pflege ist die **Reduzierung von Medikationsfehlern**. Durch eine genaue Analyse der Prozesse können Schwachstellen identifiziert und Maßnahmen entwickelt werden, um diese zu eliminieren. Dies kann beispielsweise durch die Implementierung von sichereren Medikationsverfahren oder Schulungsprogrammen für das Pflegepersonal geschehen.

Ein weiteres Anwendungsfeld für Six Sigma in der Pflege ist die **Verbesserung der Patientenzufriedenheit**. Durch eine genauere Analyse der betroffenen Prozesse kann ermittelt werden, welche Faktoren die Zufriedenheit der Patienten beeinflussen und wie diese verbessert werden können. Dies reicht von der Kommunikation mit den Patienten bis hin zur Gestaltung des Pflegeumfelds.

4.4 Workflow-Management-Systeme

Workflow-Management-Systeme unterstützen Pflegeeinrichtungen bei der Optimierung ihrer Arbeitsabläufe. Diese Systeme erfassen, steuern und überwachen alle Aktivitäten in der Pflege, wodurch eine effiziente Koordination und Kommunikation ermöglicht wird. Workflow-Management-Systeme tragen dazu bei, den Pflegeprozess zu standardisieren und Engpässe zu minimieren.

4.4.1 Workflow-Management-Systeme – Was ist das?

Ein Workflow-Management-System ist eine Softwarelösung, die Unternehmen und Organisationen dabei unterstützt, ihre Prozesse zu optimieren und ist daher eine wichtige Komponente der Prozessinnovation in der Pflege. Workflowmanagement Systeme helfen dabei, Prozesse transparenter zu gestalten, Engpässe zu identifizieren und Arbeitsabläufe zu beschleunigen. Sie dienen dazu, den Arbeitsfluss in Organisationen zu verbessern und die Qualität der erbrachten Dienstleistungen zu steigern.

4.4.2 Vorteile von Workflow-Management-Systemen in der Pflege

Workflow-Management-Systeme sind besonders in der Pflege von großer Bedeutung, da hier eine Vielzahl von Aufgaben und Prozessen koordiniert werden muss. Durch den Einsatz solcher Systeme können Zeit- und Arbeitsaufwände reduziert werden. Die manuelle Erfassung von Informationen und der Austausch von

Papierdokumenten wird minimiert, was zu einer effizienteren Arbeitsweise führt. Darüber hinaus ermöglicht ein Workflow-Management-System eine bessere Kommunikation zwischen den verschiedenen Akteuren im Pflegeprozess, was die interprofessionelle Zusammenarbeit erleichtert und die Qualität der Patientenversorgung verbessert.

4.4.3 Merkmale von Workflow-Management-Systemen

Workflow-Management-Systeme zeichnen sich durch folgende Merkmale aus:

1. Automatisierung: Das System ermöglicht die Automatisierung von Routineaufgaben und erleichtert somit die Arbeit der Mitarbeiter.
2. Integration: Workflowmanagement Systeme lassen sich in bestehende Softwarelandschaften integrieren und ermöglichen den nahtlosen Datenaustausch mit anderen Systemen.
3. Überwachung und Controlling: Das System erlaubt die Überwachung von Arbeitsabläufen in Echtzeit und liefert somit wichtige Informationen für das Controlling und die Steuerung von Prozessen.
4. Dokumentation: Die Software ermöglicht eine lückenlose Dokumentation aller Arbeitsschritte und unterstützt somit die Einhaltung von Qualitätsstandards.

Workflow-Management-Systeme sind ein unverzichtbares Instrument zur Prozessinnovation in der Pflege. Sie können somit einen wichtigen Beitrag zur Steigerung der Lebensqualität ihrer Patienten leisten.

4.5 Patientenfeedback

Das Einbeziehen von Patientenfeedback ist ein wichtiger Bestandteil der Prozessinnovation in der Pflege. Durch regelmäßige Befragungen und Bewertungen können Pflegeeinrichtungen die Zufriedenheit der Patienten messen und Verbesserungspotenziale erkennen. Dieses kontinuierliche Feedback ermöglicht es, die Pflegeprozesse an die Bedürfnisse der Patienten anzupassen.

4.5.1 Patientenfeedback – Was ist das?

In der Prozessinnovation in der Pflege ist eine der wichtigsten Komponenten das Patientenfeedback. Durch die Rückmeldungen der Patienten erhalten Pflegekräfte wertvolle Informationen darüber, wie gut die Versorgung und Betreuung funktioniert. Das Patientenfeedback umfasst alle Äußerungen, Meinungen und Bewertungen von Patienten über die erhaltene Pflege. Dies kann mündlich, schriftlich oder auf andere Arten erfolgen. Das Ziel des Patientenfeedbacks besteht darin, Einblicke in die Erfahrungen und Bedürfnisse der Patienten zu erhalten, um die Qualität der Pflege kontinuierlich zu verbessern.

Patientenfeedback kann sich auf verschiedene Aspekte der Pflege beziehen, darunter:

1. Die Freundlichkeit und Höflichkeit des Pflegepersonals
2. Die Kompetenz und Professionalität der Pflegekräfte
3. Die Sauberkeit und Hygiene in den Pflegeräumen
4. Die Wirksamkeit der medizinischen Behandlung
5. Die zeitliche Verfügbarkeit von Pflegeleistungen

4.5.2 Warum ist Patientenfeedback wichtig?

Patientenfeedback ist ein wertvolles Instrument, um direkt von den Patienten zu erfahren, was gut funktioniert und was verbessert werden kann. Des Weiteren hilft uns das Patientenfeedback dabei, individuelle Bedürfnisse und Erwartungen besser zu verstehen und darauf einzugehen. Jeder Patient hat unterschiedliche Vorstellungen und Ansprüche an seine Pflege, und durch das Feedback können wir sicherstellen, dass diese erfüllt werden.

Wie sammelt man Patientenfeedback?

Es gibt verschiedene Methoden, um Patientenfeedback zu sammeln:

- Mündliche Befragungen: Pflegekräfte können den direkten Kontakt nutzen und Patienten während der Behandlung oder beim Abschluss eines Pflegeprozesses um ihre Meinung bitten.
- Schriftliche Umfragen: Fragebögen oder Feedback-Formulare können den Patienten zur Verfügung gestellt werden, um anonyme Rückmeldungen zu erhalten.
- Elektronische Feedback-Systeme: In einigen Pflegeeinrichtungen werden digitale Plattformen genutzt, auf denen Patienten ihre Erfahrungen teilen können.

Um aussagekräftige Ergebnisse zu erzielen, ist es wichtig, dass die Patientenfeedback-Mechanismen klar und verständlich sind. Die Patienten sollten ermutigt werden, offen und ehrlich zu antworten, um eine umfassende Einschätzung der Pflegequalität zu erhalten.

Das Sammeln und Auswerten von Patientenfeedback erfordert Zeit und Engagement. Es ist jedoch ein entscheidender Prozess, um die Pflege kontinuierlich zu verbessern und die Bedürfnisse der Patienten bestmöglich zu erfüllen.

5 Vorgehensweise bei der Einführung von Prozessinnovation

Um Verbesserungen erfolgreich umzusetzen, müssen spezifische Schritte befolgt werden.

Schritt 1: Analyse der aktuellen Prozesse

Der erste Schritt besteht darin, eine gründliche Analyse der aktuellen Pflegeprozesse durchzuführen. Dabei sollten alle Aspekte des Pflegeablaufs untersucht werden, angefangen von der Patientenaufnahme bis zur Entlassung. Diese Analyse sollte eine detaillierte Aufschlüsselung der einzelnen Prozessschritte sowie eine Identifizierung von Engpässen, Fehlern oder ineffizienten Praktiken umfassen. Diese Analyse kann zum Beispiel durch Interviews mit dem Pflegepersonal, Beobachtungen vor Ort und die Auswertung von Prozessdokumentationen erfolgen.

Beispiel für eine Prozessanalyse:

1. Aufnahme des Patienten
2. Erstbewertung des Gesundheitszustands
3. Festlegung des Pflegeplans
4. Durchführung der Pflegeinterventionen
5. Dokumentation
6. Übergabe an den nächsten Dienst
7. Entlassungsverfahren

Schritt 2: Identifizierung von Verbesserungspotenzialen

Nach der Analyse der aktuellen Prozesse sollten Potenziale zur Verbesserung identifiziert werden. Dies kann durch Benchmarking mit anderen Einrichtungen, Gespräche mit dem Pflegepersonal oder Recherche über bewährte Verfahren erreicht werden. Ziel ist es, Ineffizienzen zu erkennen und Lösungen zu finden, um die Prozesse zu optimieren.

Beispiel für Verbesserungsmöglichkeiten:

- Vereinfachung der Dokumentation durch den Einsatz digitaler Lösungen
- Reduzierung der Wartezeiten für Patienten durch effizientere Zeitplanung
- Verbesserung der Kommunikation zwischen den Pflegekräften durch den Einsatz von Kommunikationstools

Schritt 3: Definition der Ziele

Basierend auf den Ergebnissen der Prozessanalyse sollten konkrete Ziele für die Prozessinnovation definiert werden. Diese Ziele können beispielsweise die Reduzierung von Wartezeiten, die Verbesserung der Pflegequalität oder die Steigerung der Effizienz sein. Es ist wichtig, realistische und messbare Ziele festzulegen, um den Erfolg der Innovation beurteilen zu können.

Schritt 4: Entwicklung eines Innovationskonzepts

Auf Basis der definierten Ziele sollte ein Innovationskonzept entwickelt werden. Dieses Konzept umfasst eine detaillierte Beschreibung der geplanten Prozessinnovation, wie zum Beispiel die Einführung eines digitalen Dokumentationssystems oder die Implementierung eines neuen Pflegekonzepts. Es sollten auch die notwendigen Ressourcen und die Zeitschiene für die Umsetzung festgelegt werden.

Schritt 5: Entwicklung eines umsetzbaren Plans

Basierend auf den identifizierten Verbesserungspotenzialen sollte ein umsetzbarer Plan entwickelt werden. Dieser Plan sollte klare Ziele, Meilensteine, Verantwortlichkeiten und Ressourcenanforderungen definieren. Ein gut durchdachter Plan ist entscheidend für den Erfolg der Prozessinnovation.

Beispiel für einen umsetzbaren Plan:

Ziel: Reduzierung der Wartezeiten für Patienten um 50 % innerhalb von drei Monaten

1. Implementierung eines elektronischen Zeitplanungssystems
2. Schulung des Pflegepersonals im Umgang mit dem System
3. Überwachung der Wartezeiten und regelmäßiges Reporting
4. Anpassung des Zeitplans, falls erforderlich

Schritt 6: Umsetzung und Überwachung

Nach der Entwicklung des Plans ist es an der Zeit, die Prozessinnovation umzusetzen. Hierbei ist eine sorgfältige Überwachung erforderlich, um sicherzustellen, dass der Plan wie vorgesehen umgesetzt wird. Mögliche Hindernisse oder Abweichungen sollten frühzeitig erkannt und entsprechend angepasst werden.

Ggfs. Pilotprojekt/schrittweise Implementierung

Um Risiken und mögliche Auswirkungen der Prozessinnovation zu minimieren, kann es sinnvoll sein, ein Pilotprojekt durchzuführen oder die Implementierung schrittweise vorzunehmen. Hierbei werden die Prozessänderungen zunächst an einem begrenzten Bereich oder einer Station getestet, bevor sie auf die gesamte Einrichtung ausgeweitet werden. Dabei ist es wichtig, das Feedback des Pflegepersonals und der Patienten zu berücksichtigen und eventuelle Anpassungen vorzunehmen.

Schritt 7: Monitoring und Evaluation

Nach einer angemessenen Zeit sollte die Prozessinnovation evaluiert werden, um festzustellen, ob die gesteckten Ziele erreicht wurden. Bei Bedarf sollten weitere Optimierungen vorgenommen werden, um kontinuierliche Verbesserungen sicherzustellen. Es ist wichtig, den gesamten Veränderungsprozess sorgfältig zu planen, das Personal aktiv einzubeziehen und die Erfolge kontinuierlich zu überwachen und zu evaluieren. Um ein erfolgreiches Monitoring und Evaluation durchzuführen, sind klare Ziele und Indikatoren erforderlich.

Monitoring und Evaluation ermöglichen es, die Wirksamkeit und Effizienz neuer Ansätze und Verfahren zu überwachen und zu bewerten. Durch diese kontinuierliche Überprüfung können Stärken und Schwächen identifiziert werden, um Verbesserungen vorzunehmen und bestmögliche Pflegeergebnisse zu erzielen.

Indem regelmäßig (die richtigen) Daten gesammelt, analysiert und bewertet werden, können Schwachstellen identifiziert und geeignete Maßnahmen ergriffen werden, um die Qualität der Pflege kontinuierlich zu verbessern.

1. Monitoring und Evaluation sind wichtige Instrumente, um die Wirksamkeit und Effizienz von Prozessinnovation in der Pflege zu überwachen und zu bewerten.
2. Monitoring bezieht sich auf die kontinuierliche Erfassung von Daten während des Einsatzes einer Innovation.
3. Evaluation bezieht sich auf die umfassende Bewertung der erreichten Ziele und der Auswirkungen der Innovation.
4. Klare Ziele und Indikatoren sind wichtig für ein erfolgreiches Monitoring und Evaluation.
5. Einbeziehung des Pflegepersonals und der Patienten ist entscheidend, um eine ganzheitliche Perspektive zu gewährleisten.
6. Ein kontinuierlicher Prozess von Monitoring und Evaluation ermöglicht Verbesserungen der Pflegequalität.

Kontinuierlich: Schulung und Unterstützung des Personals

Damit die Prozessinnovation erfolgreich umgesetzt werden kann, ist eine umfassende Schulung und Unterstützung des Pflegepersonals notwendig. Die Mitarbeiter sollten mit den neuen Abläufen vertraut gemacht werden und die Gelegenheit haben, offene Fragen zu klären. Bei Bedarf können Schulungen oder Workshops durchgeführt werden, um das Wissen und die Fähigkeiten des Personals weiterzuentwickeln.

6 Beispiele, Fehler, Risiken, Herausforderungen

6.1 Beispiele erfolgreicher Prozessinnovationen

Im Bereich der Pflege haben bereits einige erfolgreiche Prozessinnovationen stattgefunden. Ein Beispiel ist die Einführung einer digitalen Patientenakte, die den Informationsaustausch zwischen den verschiedenen Pflegeeinrichtungen erheblich verbessert. Durch die zentrale Speicherung der Daten können Pflegekräfte auf wichtige medizinische Informationen jederzeit zugreifen, was die Qualität der Pflege deutlich erhöht.

6.1.1 Einführung von digitalen Dokumentationssystemen

Ein Beispiel für eine Prozessinnovation in der Pflege ist die Einführung von digitalen Dokumentationssystemen. Statt auf traditionelle Papierdokumente zu setzen, nutzen Pflegeeinrichtungen zunehmend elektronische Systeme zur Erfassung und Verwaltung von Patientendaten. Dies ermöglicht eine effizientere und genauere Dokumentation, da Informationen leichter abgerufen, geteilt und aktualisiert werden können.

Vorteile:

1. Reduzierung des Papierverbrauchs und der Fehler durch handschriftliche Einträge.
2. Bessere Zusammenarbeit und Kommunikation zwischen verschiedenen Pflegekräften.
3. Schnellerer Zugriff auf wichtige Patienteninformationen.
4. Einfachere Verwaltung von Behandlungsplänen und Medikamentengabe.

6.1.2 Implementierung von Telemedizin

Telemedizin ist eine weitere Prozessinnovation, die in der Pflege immer mehr an Bedeutung gewinnt. Durch den Einsatz von technologischen Lösungen können Fernkonsultationen mit Ärzten ermöglicht und medizinische Untersuchungen virtuell durchgeführt werden. Dies trägt zu einer besseren Patientenversorgung bei, insbesondere in ländlichen Gebieten oder bei Patienten, die Schwierigkeiten haben, die Gesundheitseinrichtungen persönlich aufzusuchen.

Vorteile:

1. Verbesserter Zugang zu medizinischer Versorgung, insbesondere für abgelegene Gebiete.
2. Kosteneinsparungen für Patienten und Pflegeeinrichtungen durch geringere Reisekosten.
3. Effizientere Nutzung von Fachärzten durch virtuelle Konsultationen.
4. Reduziertes Infektionsrisiko für immungeschwächte Patienten.

Best Practice Beispiel:

Zeitersparnis für die Pflegekraft bei digitaler Kommunikation mit den Patienten
Auch bei der digitalen Patienten-Arzt-Kommunikation spielt die Pflege eine Rolle. Das Ausfüllen des elektronischen Anmeldeformulars sowie Assessments vor Erstkonsultation durch Patienten wird als eCheck-In bezeichnet. Die Daten sind bereits elektronisch im System hinterlegt und die Pflegekraft erspart sich die Zeit, die Daten aufzunehmen und im System zu hinterlegen. Eine etablierte Lösung im Schweizer Gesundheitswesen bietet das Praxisinformationssystem der Swisscom Schweiz AG mit dem Produktnamen «curaMED» vernetzt mit dem Gesundheitsdossier evita.[4]

Die Pflegekraft ist ebenso im Prozess der digitalen Videokonsultationen involviert
Ebenso braucht es vor digitalen Videokonsultationen zwischen Arzt und Patienten eine Triage und Beurteilung, auch wenn der Prozess grösstenteils auf Patienten ausgelagert ist. Trotzdem sind digitale Prozesse, wie die Videokonsultation, innovativ und ersparen viel Zeit. Pflegekräfte haben weniger administrativen Aufwand, da die Daten von Anfang an elektronisch hinterlegt sind und Patienten sparen sich den Reiseweg. Auch hier gibt es inzwischen verschiedene Anbieter auf dem Markt, zum Beispiel eedoctors.[5,6]

Auch diesbezüglich bietet das Gesundheitsdossier evita eine innovative Prozesslösung, die in einem grossen Schweizer Universitätsspital als Leuchtturmprojekt im Einsatz ist. Nachdem Patienten digital über das Gesundheitsdossier evita den Termin gebucht haben, triagiert die Pflegekraft, nach einer Beurteilung der Daten, den Termin zum zuständigen Behandelnden, der dann die Videoberatung durchführt.[7]

6.1.3 Einsatz von Robotik und Automatisierung

Ein weiteres Beispiel ist die Implementierung von Robotik und Automatisierung in verschiedene Pflegeprozesse. Roboter können dabei helfen, repetitive Aufgaben wie das Betten machen, Blutdruckmessungen oder das Verteilen von Medikamenten zu übernehmen, während das Pflegepersonal sich auf anspruchsvollere Aufgaben konzentrieren kann. Dies führt zu einer Entlastung der Pflegekräfte und ermöglicht eine effizientere Arbeitsweise.

Vorteile:

- Entlastung des Pflegepersonals von routinemäßigen und zeitaufwändigen Aufgaben.
- Verbesserung der Genauigkeit und Konsistenz bei bestimmten medizinischen Messungen und Behandlungen.

4 curaMED: Sichere Patienten-Arzt-Kommunikation. Online: www.swisscom.ch/de/business/enterprise/angebot/health/curamed.html [abgerufen am 30.12.2023].

5 Eedoctors AG: Digitale Videokonsultation. 2017. Online: www.eedoctors.net [abgerufen am 30.12.2023].

6 Medgate Deutschland GmbH. 2019. Online: www.medgate.de/medgate-app-1 [abgerufen am 30.12.2023].

7 Inselspital. Universitätsspital Bern: Videoberatung – die digitale Konsultation. Online: www.insel.ch/de/patienten-und-besucher/beratungen-und-dienstleistungen/telemedizinische-dienstleistungen-und-apps/videoberatung [abgerufen am 30.12.2023].

- Reduzierung des körperlichen Verschleißes für Pflegekräfte, insbesondere bei schweren Hebe- oder Tragetätigkeiten.
- Unterstützung von älteren oder behinderten Menschen bei der eigenständigen Bewältigung ihres Alltags.

Diese Beispiele verdeutlichen die vielfältigen Möglichkeiten zur Verbesserung der Pflegeprozesse.

Best Practice Beispiel:

Entlastung des Pflegepersonals durch die Fast-Track-Methode
Die Fast-Track-Methode ist eine chirurgische Operationsart, welche die Aufenthaltsdauer des Patienten im Krankenhaus verkürzt. Dadurch kann das Pflegepersonal entlastet werden und Patienten bereits 1–3 Tage nach der Operation nach Hause entlassen werden. Der Pflegeaufwand ist kurz, aber intensiv, da die Patienten ab dem ersten postoperativen Tag von der Pflegekraft mobilisiert werden, die Gesamtaufenthaltsdauer im Durchschnitt jedoch 1–5 Tage kürzer als bei herkömmlichen Operationsverfahren ist. Einer Berner Kantonsspital im Seeland führte die Prozesse als Leuchtturm bereits 2008 erfolgreich ein.

6.2 Fehler bei der Umsetzung von Prozessinnovationen

Bei der Einführung jedoch können verschiedene Fehler auftreten, die den Erfolg des Vorhabens gefährden.

Fehlende umfassende Planung

Einer der häufigsten Fehler bei der Implementierung von Prozessinnovationen in der Pflege ist die fehlende umfassende Planung. Oftmals werden Entscheidungen über Veränderungen getroffen, ohne alle relevanten Informationen zu berücksichtigen. Dies kann zu unvorhergesehenen Problemen und ineffektiven Ergebnissen führen.

1. Mangelhafte Bedarfsanalyse: Eine detaillierte Analyse der Bedürfnisse der Patienten und des Pflegepersonals ist unerlässlich, um festzustellen, welche Prozessinnovationen implementiert werden sollten.
2. Ungenügende Ressourcenplanung: Eine genaue Einschätzung und Bereitstellung der erforderlichen Ressourcen (Personal, Budget, Ausrüstung) ist entscheidend, um eine reibungslose Implementierung zu ermöglichen.

Fehlender Stakeholder-Dialog

Ein weiterer häufiger Fehler ist der fehlende Dialog mit allen relevanten Stakeholdern. Dies führt oft zu Widerstand innerhalb des Teams und macht die Umsetzung der Innovation schwierig Es ist wichtig, die Meinungen und Bedenken des Pflegepersonals, der Patienten und anderer beteiligter Parteien zu berücksichtigen, um eine erfolgreiche Implementierung sicherzustellen und um ihr Know-how und ihre Erfahrungen für die Gestaltung der neuen Prozesse zu nutzen.

Stakeholder-Dialog könnte beinhalten:

- Workshops: Durch die Durchführung von Workshops können alle Beteiligten ihre Ideen und Bedenken im Zusammenhang mit der Prozessinnovation einbringen.
- Regelmäßige Feedback-Runden: Es ist wichtig, die Fortschritte und Herausforderungen während der Implementierung zu kommunizieren und auf Feedback zu reagieren.

Fehlende Schulung und Weiterbildung

Die Vernachlässigung von Schulungen und Weiterbildungen ist ein weiterer typischer Fehler bei der Implementierung von Prozessinnovationen in der Pflege. Ohne ausreichende Schulung und Weiterbildung können Mitarbeiterinnen und Mitarbeiter möglicherweise nicht effektiv mit neuen Prozessen und Technologien umgehen.

Es ist wichtig sicherzustellen, dass:

- Fortbildungsmaßnahmen angeboten werden, um das erforderliche Wissen über die neuen Prozesse zu vermitteln.
- die Mitarbeiterinnen und Mitarbeiter Zeit haben, das Gelernte zu praktizieren und sich damit vertraut zu machen, um eine reibungslose Umsetzung zu gewährleisten.

Die Implementierung von Prozessinnovationen in der Pflege erfordert eine professionelle Herangehensweise, um erfolgreich zu sein. Die umfassende Planung, der Stakeholder-Dialog und die angemessene Schulung der Mitarbeiterinnen und Mitarbeiter sind Schlüsselfaktoren, um Fehler zu vermeiden und eine effektive Patientenversorgung zu gewährleisten.

6.3 Risiken bei der Implementierung von Prozessinnovationen

Die Implementierung von Prozessinnovationen in der Pflege bringt auch einige Risiken mit sich. Ein Risiko besteht zum Beispiel darin, dass die neue Technologie oder der neue Prozess nicht den Anforderungen und Bedürfnissen der Patienten entspricht. Es ist daher wichtig, die Bedürfnisse der Zielgruppe sorgfältig zu analysieren und bei der Umsetzung zu berücksichtigen. Eine grundsätzliche Überprüfung auf mögliche Risikofaktoren sollte bei jeder Prozessplanung vorgenommen werden. Beschäftigte sollten lernen, sich mit risikobasiertem Denken vertraut zu machen.

Weitere Risiken können auftreten, wenn die Umsetzung der Innovation unkoordiniert erfolgt oder wenn keine klaren Ziele definiert sind. Der Mangel an Struktur und Planung kann zu Verwirrung und ineffizienten Abläufen führen, wodurch die Innovation letztendlich scheitert.

6.3.1 Komplexität der Implementierung

Die Implementierung von Prozessinnovationen erfordert ein gründliches Verständnis der bestehenden Pflegepraktiken sowie des organisatorischen Umfelds. Änderungen im Pflegeprozess können zur Veränderung der internen Abläufe und zur Anpassung der Rollen und Verantwortlichkeiten des Pflegepersonals führen. Dies kann zu Unsicherheit und Widerstand innerhalb des Teams führen. Die komplexe Natur der Implementierung erfordert ein gezieltes Change-Management, um diese Risiken zu minimieren.

6.3.1.1 Mitarbeiterwiderstand

Ein Hauptproblem bei der Einführung von Prozessinnovationen in der Pflege ist der Widerstand des Personals. Mitarbeiter können gegen neue Verfahren, Technologien oder Organisationsstrukturen skeptisch sein und könnten sich zu Änderungen und Anpassungen nur widerwillig bereit erklären. Dieser Widerstand kann den Erfolg der Implementierung gefährden und die Umsetzung verzögern. Es ist wichtig, das Personal frühzeitig in den Innovationsprozess einzubeziehen, um ihre Bedenken anzuhören und zu adressieren und ihnen zu zeigen, wie die Innovation ihre Arbeit verbessern kann.

6.3.1.2 Fehlende Unterstützung der Führungskräfte

Eine weitere Herausforderung bei der Implementierung von Prozessinnovationen ist die fehlende Unterstützung der Führungskräfte. Ohne eine klare Vision und Unterstützung von oben wird es schwierig sein, das Pflegeteam von den Vorteilen von Veränderungen zu überzeugen und ihre aktive Teilnahme zu gewährleisten. Führungskräfte sollten das Beispiel geben und den Wandel aktiv unterstützen und fördern. Eine gute Kommunikation und regelmäßiger Austausch mit dem Personal sind essenziell, um mögliche Barrieren zu überwinden.

6.3.2 Technische Herausforderungen

Die Einführung von Prozessinnovationen in der Pflege erfordert oft den Einsatz neuer Technologien oder die Anpassung bestehender Systeme. Technische Herausforderungen können auftreten, wenn die neue Technologie nicht reibungslos in das bestehende IT-System integriert werden kann oder wenn die Mitarbeiter nicht über die erforderlichen Kenntnisse und Fähigkeiten verfügen, um die Technologie effektiv zu nutzen. Eine gründliche Planung, Schulung und kontinuierliche technische Unterstützung sind erforderlich, um diese Risiken zu minimieren.

Datenverlust und Datenschutz

Bei der Implementierung von Prozessinnovationen in der Pflege besteht das Risiko von Datenverlust und Verletzungen des Datenschutzes, insbesondere wenn digitale Systeme zum Einsatz kommen. Die Pflegeeinrichtungen müssen sicherstellen, dass angemessene Sicherheitsvorkehrungen getroffen werden, um den Schutz sensibler Informationen zu gewährleisten. Dies erfordert die Implementierung sicherer IT-Systeme, Schulungen für das Personal zur sicheren Handhabung von Daten und die Einhaltung relevanter Datenschutzgesetze.

6.4 Herausforderungen bei der Umsetzung

In der heutigen Zeit ist die kontinuierliche Verbesserung von Prozessen essenziell, um in der Pflegefachbranche wettbewerbsfähig zu bleiben. Prozessinnovationen spielen dabei eine wichtige Rolle, da sie die Effizienz, Qualität und die Patientenerfahrung verbessern können. Allerdings gibt es auch einige Herausforderungen, die bei der Implementierung solcher Innovationen auftreten können. Eine Herausforderung besteht darin, die Balance zwischen Effizienz und Patientenorientierung zu finden. Neue Prozesse dürfen nicht dazu führen, dass die Qualität der Pflege leidet oder die persönliche Betreuung vernachlässigt wird.

Ein weiteres Hindernis kann die Finanzierung der Innovation sein. Oft sind größere Investitionen in neue Technologien oder die Schulung der Mitarbeiter erforderlich. Es ist wichtig, die finanziellen Rahmenbedingungen sorgfältig zu planen und gegebenenfalls alternative Finanzierungsquellen zu prüfen. Eine gute Projektmanagementplanung bildet die Grundlage für eine gute Umsetzung.

Prozessinnovationen haben das Potenzial, die Pflegebranche zu revolutionieren und die Qualität der Versorgung zu verbessern. Es ist jedoch wichtig, die Beispiele erfolgreicher Innovationen zu studieren, um davon zu lernen und Fehler zu vermeiden. Risiken und Herausforderungen müssen frühzeitig erkannt und angemessen adressiert werden, um einen effektiven und erfolgreichen Innovationsprozess zu gewährleisten.

1. Akzeptanz der Mitarbeiter

Eine der größten Herausforderungen ist die Akzeptanz der Mitarbeiter gegenüber Veränderungen. Oftmals stoßen neue Prozesse auf Widerstand, da sie eine Veränderung der täglichen Arbeitsabläufe bedeuten (können). Es ist wichtig, die Mitarbeiter frühzeitig in den Implementierungsprozess einzubeziehen und ihre Bedenken ernst zu nehmen. Transparente Kommunikation und Schulungen können helfen, die Akzeptanz zu fördern und die Mitarbeiter für die Vorteile der Innovationen zu sensibilisieren.

2. Widerstand gegen Veränderungen

Veränderungen werden oft als bedrohlich empfunden und können auf Widerstand stoßen. Dies gilt auch für Prozessinnovationen in der Pflege. Es ist wichtig, die Gründe für den Widerstand zu identifizieren und aktiv anzugehen. Ein klares Verständnis der Vorteile der Innovationen und die Schaffung einer positiven Veränderungskultur können helfen, den Widerstand zu überwinden und die erfolgreiche Implementierung zu fördern.

3. Ressourcen und Finanzierung

Die Implementierung von Prozessinnovationen erfordert oft zusätzliche Ressourcen und finanzielle Investitionen. Dies kann eine Herausforderung darstellen, insbesondere für kleinere Pflegeeinrichtungen oder solche mit begrenztem Budget. Es ist wichtig, realistische Kosten-Nutzen-Analysen durchzuführen und verschiedene Finanzierungsmöglichkeiten zu erkunden, um einen erfolgreichen Implementierungsprozess zu gewährleisten

4. Anpassung an individuelle Bedürfnisse

Eine weitere Herausforderung besteht darin, Prozessinnovationen an die individuellen Bedürfnisse und Gegebenheiten der Pflegeeinrichtung anzupassen. Jeder Betrieb hat spezifische Voraussetzungen und Anforderungen, die bei der Implementierung berücksichtigt werden müssen. Eine genaue Analyse der aktuellen Prozesse und eine individuelle Anpassung der Innovationen können dabei helfen, eine erfolgreiche Implementierung zu gewährleisten.

7 Wie läuft ein Innovationsprozess ab?

Ein Innovationsprozess ist ein strukturierter und systematischer Ansatz, um neue Ideen zu generieren und sie in erfolgreiche Innovationen umzusetzen. Hier ist ein Überblick über die Phasen und Schritte, die in einem solchen Prozess üblicherweise durchlaufen werden. Dabei liegt unser Fokus auf der Prozessinnovation in der Pflege. Besonders hilfreiche Unterstützung kann hierbei das Projektmanagement bieten.

Analyse der aktuellen Situation und Identifizierung von Bedürfnissen

Wie schon festgestellt, ist es zunächst wichtig, die aktuelle Situation genau zu analysieren, um geeignete Innovationsprozesse in der Pflege zu identifizieren. Dabei sollten wir uns überlegen, welche Herausforderungen und Bedürfnisse in der Pflege (besonders in der jeweiligen Einrichtung) existieren und welche Prozesse optimiert werden können. Hier stehen verschiedene Methoden wie Interviews mit Pflegefachkräften, Beobachtungen vor Ort oder die Auswertung von Studien zur Verfügung.

7.1 Ideenfindung

Der Innovationsprozess beginnt mit der Ideenfindung. Für eine erfolgreiche Prozessinnovation in der Pflege ist es wichtig, die richtigen Ideen auszuwählen und sie in den Innovationsprozess einzubinden. Hierbei spielen verschiedene Faktoren eine Rolle, die wir im Folgenden genauer betrachten werden. Es werden verschiedene Quellen genutzt, wie beispielsweise Mitarbeiter, Kunden, Lieferanten oder externe Experten, um neue Ideen zu generieren. Ziel ist es, ein breites Spektrum an Innovationsmöglichkeiten zu identifizieren, also möglichst viele Ideen zu sammeln und diese später zu filtern.

7.1.1 Bedeutung der Ideenfindung

Die Ideenfindung spielt eine zentrale Rolle. Sie ermöglicht es, bestehende Prozesse zu reflektieren, Schwachstellen zu identifizieren und neue Lösungsansätze zu erarbeiten. Durch die kontinuierliche Suche nach innovativen Ideen kann die Pflegebranche auf dem neuesten Stand bleiben und den steigenden Anforderungen gerecht werden.

7.1.2 Methoden der Ideenfindung

Um den Ideenfindungsprozess zu erleichtern, stehen verschiedene Methoden, z. B. Ideenworkshops oder Kreativitätstechniken wie die 6-3-5-Methode zur Verfügung. Eine weitere Möglichkeit ist die Brainstorming-Technik, bei der in einer Gruppe unabhängig und spontan Ideen gesammelt werden. Hierbei sollten alle Ideen ohne Kritik oder Bewertung aufgenommen werden, um einen kreativen Raum zu schaffen.

1. Brainstorming
2. Mind Mapping
3. Rollenwechsel
4. Benchmarking
5. Beobachtung

Diese Methoden helfen dabei, neue Blickwinkel einzunehmen, von anderen Branchen zu lernen und Inspiration aus der Umgebung zu gewinnen.

7.1.3 Einbindung der Mitarbeiter

Ein nicht zu unterschätzender Aspekt bei der Ideenfindung ist die Einbindung der Beschäftigten. Da sie tagtäglich mit den Prozessen in der Pflege konfrontiert sind, besitzen sie wertvolle Erfahrungen und Kenntnisse, um Verbesserungspotenziale zu erkennen. Regelmäßige Kommunikation und das Einholen von Feedback motivieren und ermutigen Mitarbeiter, ihre Ideen einzubringen.

7.2 Ideenauswahl, Bewertung und Selektion der Ideen

Nach der Ideengenerierung müssen die gesammelten Ideen bewertet und selektiert werden. Hierbei sollten verschiedene Kriterien wie Realisierbarkeit, Innovationspotenzial, Ressourcenbedarf und Kundennutzen berücksichtigt werden. Nur die vielversprechendsten Ideen werden für die weitere Entwicklung ausgewählt. Ein Bewertungsgremium mit Experten aus der Pflege und weiteren gemeinsam agierenden Berufsgruppen kann dabei helfen, die geeignetsten Ideen auszuwählen. Es werden konkrete Ziele für die Implementierung der Innovationsprozesse formuliert. Dabei ist es wichtig, sowohl kurzfristige als auch langfristige Ziele zu definieren, um den Erfolg der Implementierung messbar zu machen.

7.3 Konzeptentwicklung

In dieser Phase werden die ausgewählten Ideen weiterentwickelt und zu konkreten Innovationskonzepten ausgearbeitet. Hierbei werden verschiedene Aspekte wie die technische Umsetzung, die Prozessgestaltung, die Ressourcenplanung und der Zeitrahmen berücksichtigt. In diesem Konzept werden die Ziele, der Zeitplan, die Ressourcen und die Meilensteine festgelegt. Zudem sollten die Verantwortlichkeiten klar definiert werden, um eine reibungslose Umsetzung des Innovationsprozesses sicherzustellen.

- Festlegung der Innovationsprozesse: Es wird festgelegt, an welchen Stellen in der Pflege Innovationsprozesse implementiert werden sollen.
- Definition der Verantwortlichkeiten: Es werden klare Zuständigkeiten und Verantwortlichkeiten für die Umsetzung der Innovationsprozesse festgelegt.
- Ressourcenplanung: Es wird geprüft, welche Ressourcen für die Implementierung der Prozesse benötigt werden und wie diese bereitgestellt werden können.
- Zeitplanung: Es wird ein detaillierter Zeitplan erstellt, der die einzelnen Schritte der Implementierung chronologisch abbildet.

7.4 Umsetzung

Nach der Entwicklung des Innovationskonzeptes erfolgt die Umsetzung der ausgewählten Ideen. Die entwickelten Innovationskonzepte werden in die Praxis überführt. Dies beinhaltet die Identifikation und Koordination der erforderlichen Ressourcen, die Schulung der Mitarbeiter, die Anpassung von Prozessen und die Durchführung von Tests und Pilotprojekten. Dabei ist es wichtig, den Prozess sorgfältig zu planen und die Umsetzungsschritte zu dokumentieren. Die Kommunikation mit den Mitarbeitern und anderen Beteiligten spielt hierbei eine wichtige Rolle, um die Akzeptanz und Motivation für die Veränderungen zu gewährleisten.

7.5 Evaluation

Konzeptentwicklung und Implementierung von Innovationsprozessen in der Pflege ist eine komplexe Aufgabe, die eine professionelle Herangehensweise erfordert. Nach der Umsetzung erfolgt eine ausführliche Evaluation, um die Ergebnisse der Innovation zu bewerten. Hierbei wird unter anderem der Erfolg in Bezug auf die definierten Ziele, die Kundenzufriedenheit und die Effizienz des Prozesses analysiert. Diese Erkenntnisse dienen als Grundlage für weitere Verbesserungen und Optimierungen. Auf Basis der Ergebnisse werden gegebenenfalls Anpassungen am Konzept vorgenommen, um die Effektivität der Prozesse weiter zu verbessern.

7.6 Implementierung

Die Implementierungsphase umfasst die Weiterführung und Verbreitung der erfolgreichen Innovation im Unternehmen. Hierbei werden geeignete Maßnahmen ergriffen, um die Innovation in den regulären Arbeitsablauf zu integrieren und die damit verbundenen Vorteile langfristig zu sichern.

7.7 Monitoring und Kontrolle

Zu guter Letzt erfolgt das Monitoring und die kontinuierliche Kontrolle des implementierten Innovationsprozesses. Ziel ist es, mögliche Schwachstellen und Verbesserungspotenziale frühzeitig zu identifizieren und entsprechende Maßnahmen einzuleiten.

Der Innovationsprozess in der Pflege erfordert ein hohes Maß an Professionalität und die Zusammenarbeit von Fachleuten auf verschiedenen Ebenen. Durch die strukturierte Vorgehensweise werden Innovationen gezielt entwickelt und erfolgreich in den Pflegealltag implementiert.

8 Wer profitiert von Innovation?

Innovation spielt in der heutigen Zeit eine wichtige Rolle in allen Branchen und Sekundärbereichen. Auch im Pflegesektor können Innovationen dazu beitragen, die Effizienz und Qualität der Pflegeleistungen zu verbessern. Doch wer profitiert davon?

8.1 Profiteure der Prozessinnovation in der Pflege

1. Patienten: Eine der größten Profiteure von Innovationen in der Pflege sind die Patienten. Durch fortschrittliche Technologien und neue Arbeitsprozesse kann das Pflegepersonal die Patienten besser betreuen und ihre Bedürfnisse individueller und schneller bedienen. Dadurch steigt die Patientenzufriedenheit und das Vertrauen in die Pflegeeinrichtungen.

2. Pflegepersonen: Auch das Pflegepersonal profitiert von Prozessinnovationen. Durch den Einsatz von neuen Technologien und effizienten Arbeitsabläufen können Pflegekräfte ihre Arbeitszeit besser nutzen und sich verstärkt auf die Betreuung der Patienten konzentrieren. Durch weniger administrative Aufgaben und eine optimierte Work-Life-Balance können sie ihrer Arbeit auch langfristig motiviert nachgehen.

3. Pflegeeinrichtungen: Für Pflegeeinrichtungen ergeben sich durch Prozessinnovationen vielfältige Vorteile. Durch eine effizientere Organisation und Ressourcenplanung können Kosten eingespart werden. Gleichzeitig kann die Qualität der Pflegeleistungen gesteigert und somit das Image der Einrichtung verbessert werden.

8.2 Beispiele für Prozessinnovationen in der Pflege

1. Digitale Dokumentationssysteme: Der Umstieg von Papierdokumentation auf digitale Lösungen ermöglicht eine schnellere und genauere Erfassung von Patientendaten. Ärzte und Pflegekräfte können auf diese Informationen in Echtzeit zugreifen und die Gesundheitsversorgung besser koordinieren.

2. Telemedizinische Anwendungen: Durch den Einsatz von telemedizinischen Anwendungen können Pflegekräfte Patienten aus der Ferne überwachen und behandeln. Dies reduziert Krankenhausaufenthalte und ermöglicht eine kontinuierliche Betreuung in der häuslichen Umgebung.

Best Practice Beispiel – ausgelagerte Prozessinnovationen auf den Patienten

Überwachung und «Pflege» von zu Hause
Das Schweizer evita Gesundheitsdossier wirbt mit der Persona Daniela, 28 Jahre Pflegefachkraft: «Mit evita kann ich unsere Patienten auch online betreuen».[8] Das evita Gesundheitsdossier gibt es schon seit über 20 Jahren, zuerst als Stick, als Gesundheitskarte und danach als Dossier. Somit ist es ein Vorreiter des nationalen Schweizer elektronischen Patientendossiers, auch EPD genannt. Patienten werden von der Pflege zu Hause überwacht. Je nach Krankheitsbild ist es die Kontrolle der Medikamenteneinnahme, Überwachung der täglichen Messwerte vom Blutdruck und -zucker, EKG und Gewicht oder allgemeine Fragebögen zum Krankheitsverlauf oder Allgemeinbefinden. Auch die Universitätsklinik in der Schweizer Hauptstadt nutzt evita für die Prozessinnovation als automatischen Informationsfluss für die COVID-19 Resultatübermittlung, welcher in der Coronapandemie essenziell war.

8 Evita Gesundheitsdossier. 2014. Online: www.evita.ch/de/main/home [abgerufen am 30.12.2023].

Ein praktisches Videobeispiel bezüglich des Prozessablaufs ist auf deren Webseite zu finden.[9]

3. Roboterassistenz: Roboter können in der Pflege eingesetzt werden, um repetitive Aufgaben zu erledigen und Pflegekräfte zu unterstützen. Dies entlastet das Personal und ermöglicht eine effizientere Nutzung der verfügbaren Ressourcen.

Best Practice Beispiel - Beschaffung und Logistik

eBestellwarensystem mit vernetzen Medikamentenschränken verbessert die Patientensicherheit
eBestellwarensysteme, kombiniert mit elektronischen Medikationsschränken, die wiederrum mit dem Klinikinformationssystem vernetzt sind, erhöhen nicht nur die Patientensicherheit, sondern machen die Prozesse effizienter und innovativ! Auch hier gibt es, nebst dem Spitalzentrum im Seeland, einige Schweizer Spitäler, die diese Prozesse schon umgesetzt haben und nutzen. Die Pflegekraft stellt in der Nacht die Medikamente für alle Patienten für den kommenden Tag. Pro Patienten werden die Medikamente, die gestellt werden müssen, im Klinikinformationssystem nacheinander angewählt, die entsprechende Schublade im Medikationsschrank geht auf und blinkt grün. Nach Bestätigung von der Pflegekraft im Klinikinformationssystem, dass dieses Medikament gestellt wurde, wird der aktuelle Lagerbestand automatisch kontrolliert und überprüft. Die Medikamentenschränke sind ebenso auf den Bedarf der Patienten ausgerichtet und anhand der Verordnungen abgezählt. Somit können Missbrauchsfälle vermieden werden und die Patientensicherheit erhöht werden. Unvorhergesehene Medikamente bei Neueintritten oder Notfällen werden automatisch dem Bestellwarensystem gemeldet und entweder per Rohrpost oder direkt in den Medikamentenschrank geliefert. Diese Prozessinnovation ist bereits in einigen größeren Schweizer Krankenhäusern im Einsatz.
Die Prozessinnovation in der Pflege bietet also zahlreiche Vorteile für alle Beteiligten. Patienten erhalten eine verbesserte und individuellere Betreuung, Pflegepersonal kann die Arbeitszeit optimal nutzen und Pflegeeinrichtungen können Kosten senken und ihre Dienstleistungen optimieren. Innovationen in der Pflege sind daher ein wichtiger Aspekt, um die Zukunft der Gesundheitsversorgung zu gestalten.

9 Wer verantwortet den Prozess?

Ein effizientes und koordiniertes Prozessmanagement ist von großer Bedeutung für eine erfolgreiche Prozessinnovation in der Pflege. Doch wer trägt letztendlich die Verantwortung für den gesamten Prozess?

9.1 Die Führungskräfte

Die Führungskräfte in der Pflege spielen eine entscheidende Rolle bei der Verantwortung für den Prozess. Sie sollten über ein tiefes Verständnis der beteiligten Prozesse und deren Herausforderungen verfügen. Durch ihre fachliche Expertise

9 Inselspital. Universitätsspital Bern. Online: Inselspital. Universitätsspital Bern. Online: https://www.insel.ch/de/patienten-und-besucher/beratungen-und-dienstleistungen/telemedizinische-dienstleistungen-und-apps/covid-19-resultat [abgerufen am 30.12.2023]

und ihr strategisches Denken können sie dazu beitragen, den Prozess kontinuierlich zu verbessern und die Ressourcen effizient einzusetzen.

Es liegt in ihrer Verantwortung, klare Ziele zu setzen, die mit den Bedürfnissen der Pflegekräfte, Patienten und Angehörigen im Einklang stehen. Sie sollten die Prozessinnovation aktiv fördern und sicherstellen, dass alle beteiligten Personen ausreichend informiert und geschult werden.

9.2 Das Team

Ein gut funktionierendes Team ist unerlässlich, um den Prozess erfolgreich zu gestalten und zu verantworten. Jedes Teammitglied sollte seine Rolle und Verantwortung im Prozess kennen und aktiv zur Optimierung beitragen.

Es ist wichtig, klare Kommunikationsstrukturen und Entscheidungswege innerhalb des Teams zu etablieren. Regelmäßige Teammeetings und gegenseitige Unterstützung können dazu beitragen, effektive Arbeitsabläufe zu schaffen und den Prozess kontinuierlich zu verbessern.

9.3 Die Pflegekräfte

Die Pflegekräfte sind unmittelbar am Prozess beteiligt und haben daher eine große Verantwortung für die Umsetzung und Optimierung. Sie sollten kontinuierlich Feedback geben und Verbesserungspotenzial aufdecken. Es ist wichtig, dass die Pflegekräfte in die Entscheidungsprozesse eingebunden werden und ihre Bedürfnisse und Herausforderungen möglichst berücksichtigt werden.

9.4 Die Qualitätssicherung

Die Qualitätssicherung spielt eine wichtige Rolle bei der Überwachung und Gewährleistung eines reibungslosen Prozessablaufs. Sie verantwortet die kontinuierliche Überprüfung und Evaluation des Prozesses. Durch regelmäßige Audits und Qualitätskontrollen können Schwachstellen identifiziert und Maßnahmen zur Prozessoptimierung ergriffen werden.

Die Verantwortung für den Prozess liegt jedoch nicht nur bei einer einzelnen Person oder Abteilung, sondern erfordert eine gemeinsame Anstrengung aller beteiligten Akteure. Jeder sollte seinen Beitrag leisten und gemeinsam an der erfolgreichen Umsetzung und Weiterentwicklung arbeiten.

10 Ausblick

Der Ausblick für die Prozessinnovation in der Pflege ist vielversprechend. Der technologische Fortschritt bringt immer wieder neue Möglichkeiten mit sich, um die Pflegeprozesse effizienter und qualitativ hochwertiger zu gestalten. Es ist zu erwarten, dass der Einsatz von digitalen Lösungen, Robotik und anderen innovativen Technologien in der Pflege in Zukunft weiter zunehmen wird.

Es wird jedoch auch darauf hingewiesen, dass eine erfolgreiche Prozessinnovation in der Pflege ein Umdenken und eine Neuausrichtung der Pflegeeinrichtungen erfordert. Es ist wichtig, dass alle Akteure, wie Pflegekräfte, Führungskräfte, Technologieanbieter und politische Entscheidungsträger, eng zusammenarbeiten, um die innovativen Ansätze erfolgreich umzusetzen.

Letztendlich soll die Prozessinnovation in der Pflege dazu führen, dass die Versorgung der Pflegebedürftigen verbessert wird und die Arbeitsbedingungen der Pflegekräfte optimiert werden. Mit einer kontinuierlichen Weiterentwicklung und Anpassung der Prozesse wird es möglich sein, den steigenden Anforderungen an die Pflege gerecht zu werden und eine qualitativ hochwertige Versorgung sicherzustellen.

Literatur

Bettig, U. u. a. (Hrsg.): Digitalisierung in der Pflege. Auswahl und Einsatz innovativer Pflegetechnologien in der geriatrischen Praxis. 2021.

Deutsche Pflegegesellschaft. 2020. Online: www.pflegegesellschaft.de/richtlinien [abgerufen 28.11.2023].

Eedoctors AG: Digitale Videokonsultation. 2017. Online: www.eedoctors.net [abgerufen am 30.12.2023].

Evita Gesundheitsdossier. 2014. Online: www.evita.ch/de/main/home [abgerufen am 30.12.2023].

Hille, H.: Digitales Patientenportal. In: Bettig, U. u. a. (Hrsg.): Digitalisierung in der Pflege. Auswahl und Einsatz innovativer Pflegetechnologien in der geriatrischen Praxis. 2021.

Inselspital. Universitätsspital Bern. Online: Inselspital. Universitätsspital Bern. Online: https://www.insel.ch/de/patienten-und-besucher/beratungen-und-dienstleistungen/telemedizinische-dienstleistungen-und-apps/covid-19-resultat-uebermittlung [abgerufen am 30.12.2023]

Inselspital. Universitätsspital Bern: Videoberatung – die digitale Konsultation. Online: www.insel.ch/de/patienten-und-besucher/beratungen-und-dienstleistungen/telemedizinische-dienstleistungen-und-apps/videoberatung [abgerufen am 30.12.2023].

Kortland, J.: Automatische Sammlung und Auswertung von Gesundheitsdaten. Akzeptanz von Weatrables in der Bevölkerung. 1. Aufl. Saarbrücken 2016.

Medgate Deutschland GmbH. 2019. Online: www.medgate.de/medgate-app-1 [abgerufen am 30.12.2023].

Meier, A. & Lehmann, C.: Herausforderungen bei der Umsetzung von Prozessinnovationen in der Pflege. In: Pflegetrends, 4/2019, S. 67–81.

Kortland, J.: Moderne Gesundheits-IT mit IOT. 2017. Online: www.it-daily.net/it-management/digitalisierung/moderne-gesundheits-it-mit-iot [abgerufen am 30.12.2023].

Pflegewiki. 2018. Online: www.pflegewiki.de/wiki/Prozessinnovation [abgerufen am 13.9.2023].

Schulz, M. & Becker, K. Auswirkungen von Prozessinnovationen auf die Pflegequalität. In: Pflege & Management, S. 2/2016, S. 21–35.

curaMED: Sichere Patienten-Arzt-Kommunikation. Online: www.swisscom.ch/de/business/enterprise/angebot/health/curamed.html [abgerufen am 30.12.2023].

Wagner, H./Müller, G.: Implementierung von Prozessinnovationen in der Pflege: Erfahrungen aus der Praxis. In: *Zeitschrift für Pflegeinnovation*, S. 3/2018, S. 45–58.

Stichwortverzeichnis

Herausgeber- und Autorenverzeichnis

Der Herausgeber

Prof. Dr. Uwe Bettig

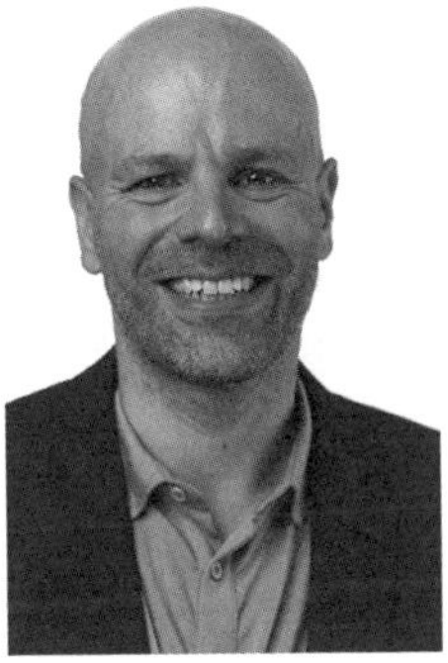

© Foto: Edgard Berendsen

Prof. Bettig ist seit 2007 Professor für „Betriebswirtschaft und Management gesundheitlicher und sozialer Einrichtungen" an der Alice Salomon Hochschule Berlin und war von 2010 bis 2014 Leiter des Studiengangs „Gesundheits- und Pflegemanagement" und von 2014 bis 2018 Rektor der Hochschule. Aktuell ist er Dekan des Fachbereiches „Gesundheit, Erziehung und Bildung". Schwerpunkte in der Forschung sind die Bereiche Existenzgründungen/Social Entrepreneurship, Personalmanagement und Digitalisierung. Schwerpunkte im Bereich der Lehre sind Controlling von Gesundheitseinrichtungen und Rechnungswesen.

Zuvor Tätigkeit in einem Schwerpunktkrankenhaus in Sachsen-Anhalt. Studium an der Fachhochschule Osnabrück „Betriebswirtschaft in Einrichtungen des Gesundheitswesens" (Abschluss Diplom-Kaufmann (FH)) sowie an der Universität Bielefeld „Public Health" (Abschluss MPH). Anschließend Promotion zum Dr. of Public Health.

Die Autoren

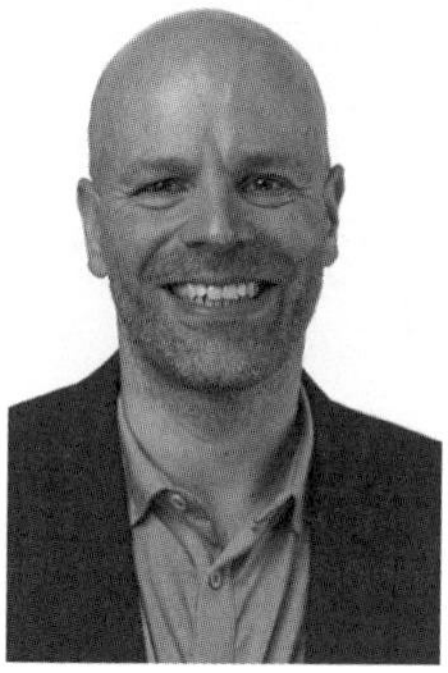

© Foto: Edgard Berendsen

Prof. Dr. Uwe Bettig

Prof. Bettig ist seit 2007 Professor für „Betriebswirtschaft und Management gesundheitlicher und sozialer Einrichtungen“ an der Alice Salomon Hochschule Berlin und war von 2010 bis 2014 Leiter des Studiengangs „Gesundheits- und Pflegemanagement“ und von 2014 bis 2018 Rektor der Hochschule. Aktuell ist er Dekan des Fachbereiches „Gesundheit, Erziehung und Bildung“. Schwerpunkte in der Forschung sind die Bereiche Existenzgründungen/ Social Entrepreneurship, Personalmanagement und Digitalisierung. Schwerpunkte im Bereich der Lehre sind Controlling von Gesundheitseinrichtungen und Rechnungswesen.

Zuvor Tätigkeit in einem Schwerpunktkrankenhaus in Sachsen-Anhalt. Studium an der Fachhochschule Osnabrück „Betriebswirtschaft in Einrichtungen des Gesundheitswesens“ (Abschluss Diplom-Kaufmann (FH)) sowie an der Universität Bielefeld „Public Health“ (Abschluss MPH). Anschließend Promotion zum Dr. of Public Health.

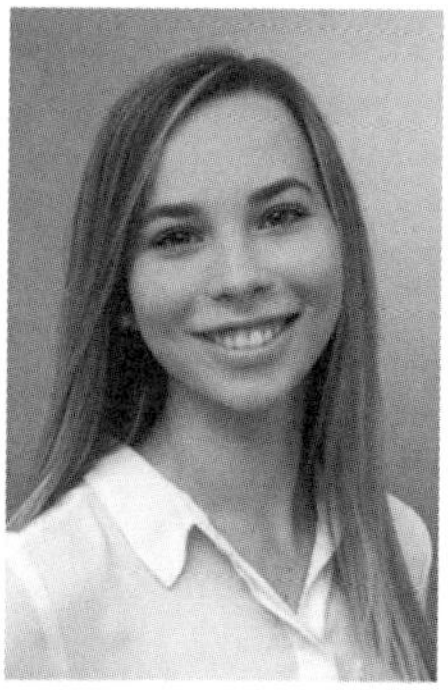

© Foto: foto+grafik Respondek

Saskia Ehrenfried, M. Sc.

Saskia Ehrenfried, M. Sc. in Public Health, ist als wissenschaftliche Mitarbeiterin an der Alice-Salomon-Hochschule (ASH) Berlin tätig. Im Fokus ihrer Forschung steht aktuell die Evaluierung digitaler geriatrischer Assistenzsysteme im „Pflegepraxiszentrum Berlin“. Darüber hinaus bringt sie ihre Expertise ein, um die Fachbereiche I und II der ASH bei der Antragstellung von Forschungsprojekten zu unterstützen. Neben ihren Forschungstätigkeiten engagiert sie sich als Dozentin im Telemedizinzentrum Hamm. Dort teilt sie ihr Wissen zu Digitalisierung in der Pflege und demenziellen Erkrankungen.

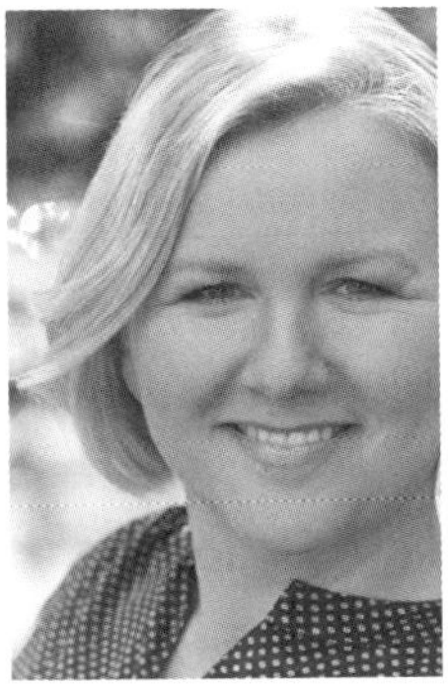

© Foto: privat

Bianka Grau

Bianka Grau, Jahrgang 1968, war zwanzig Jahre als Pflegefachkraft tätig, studierte Pflege/Pflegemanagement an der Evangelischen Hochschule Berlin mit Praktikumssemester in Melbourne und Nursing Science an der Humboldt-Universität zu Berlin mit Semester an der Universität Maastricht sowie an der Leucorea der Martin-Luther-Universität Halle-Wittenberg. Heute ist sie Pflegedirektorin an der Evangelischen Lungenklinik in Berlin, ein Unternehmen der Johannesstift Diakonie gAG, nach Stationen in einer Unternehmensberatung und einem Klinikverbund in Baden-Württemberg

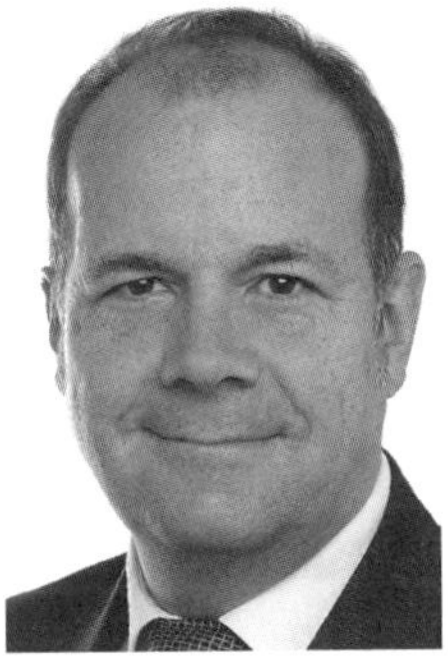

© Foto: privat

Prof. Dr. Martin Heckelmann

Prof. Dr. Martin Heckelmann forscht an der Hochschule für Technik und Wirtschaft (HTW) Berlin zu regulatorischen Fragen der Gesundheits- und Pflegebranche insbesondere in den Bereichen Vergütung, Digitalisierung und Personal. Unter anderem untersucht er in Drittmittelprojekten die Nutzung digitaler Sensoren für die Zwecke der Pflege („SIMA"), rehabilitative Pflegekonzepte („CareMoRe") und die Wirksamkeit des sozialrechtlichen Vergütungssystems („Neloba"). Zuvor leitete er stationäre und ambulante Pflegeanbieter und war Rechtsanwalt für Leistungserbringer der Sozialwirtschaft.

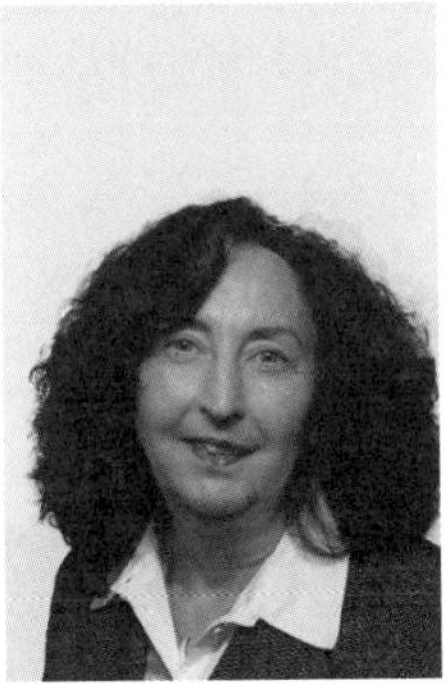

© Foto: privat

Heidemarie Hille

Heidemarie Hille, Jg. 1956, Controllerin und Betriebswirtin, war viele Jahrzehnte in verschiedenen Positionen der Universitätsmedizin Göttingen tätig. Forschung zu Coffein und HIV, Finanzleitung eines Studieninstituts und Verwaltungschefin einer Reha-Klinik waren weitere Etappen. Sie ist Inhaberin mehrerer Firmen im Bereich der Unternehmensberatung mit den Schwerpunkten KI und Digitalisierung, Prozessorganisation und Qualitätsmanagement.

Ihr Wissen vermittelt sie als Dozentin der Erwachsenenbildung, war Direktorin einer Weiterbildungsakademie und ist Präsidentin eines Fachverbandes im Gesundheitswesen.

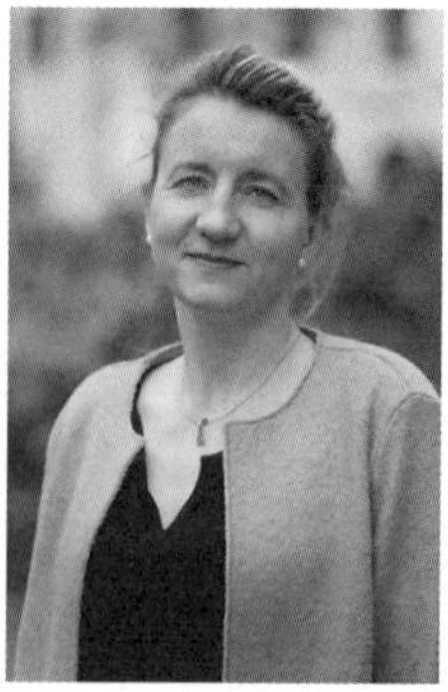

© Foto: Johannesstift Diakonie Berlin

Madlen Lippeck

Madlen Lippeck, Jahrgang 1981, lernte den Beruf der Krankenpflege an der Akademie der Gesundheit in Berlin Buch. Anschließend war sie 10 Jahre auf der Intensivstation der Evangelischen Lungenklinik (ELK) in Berlin tätig. Während der fünf Jahre Tätigkeit als interne Prozessbegleitung in der ELK, übernahm sie die Projektleitung und Einführung der Elektronischen Patientenakte (ePA). Heute ist sie Leitung für Pflege- und Prozessmanagement der Klinik für Thoraxchirurgie in der ELK Berlin. In ihrer Mitarbeit in der Fachgruppe für Pflegequalität der Johannisstift Diakonie ist sie stetig an der Weiterentwicklung der Elektronischen Patientenakte beteiligt.

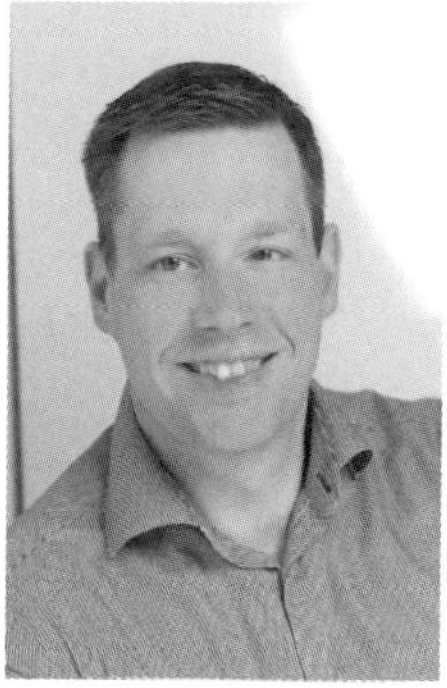

© Foto: privat

Tobias Kley

Tobias Kley, Jg.1979, ist evang. Diakon, Dipl. Sozialpädagoge/Sozialarbeiter, Dipl. Marketing-Betriebswirt und PR-Berater. Er leitete viele Jahre die Unternehmenskommunikation des Evangelischen Johannesstifts mit Hauptsitz Berlin. Als PR-Thema befasste er sich seit 2013 mit der Frage von Digitalisierung in der Pflege. Seit 2017 ist er in die Praxis gewechselt und begleitet seitdem in unterschiedlichen Positionen Digitalisierungsprojekte überwiegend in der stationären Langzeitpflege. Er ist Prokurist mehrerer Gesellschaften der Sparte Pflege und Wohnen-Region Berlin Brandenburg der Johannesstift Diakonie gAG und Verbundkoordinator des Pflegepraxiszentrum Berlin, einem vom BMBF geförderten Verbundprojekt.

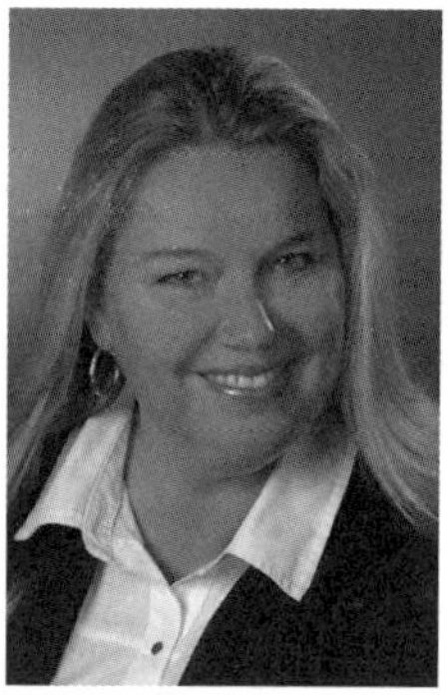

© Foto: privat

Kathrin Knuth, M. Sc.

Kathrin Knuth (Jahrgang 1970) ist examinierte Krankenschwester und Absolventin des Masterstudiengangs Management und Qualitätsentwicklung im Gesundheitswesen mit dem Schwerpunkt Forschung und Qualitätsentwicklung der Alice Salomon Hochschule (ASH) Berlin und zweifache Stipendiatin der Stiftung Begabtenförderung berufliche Bildung des BMBF. Sie arbeitete bis Juni 2023 als Anrechnungsbeauftragte für außerhochschulisch erworbene Kompetenzen an der ASH Berlin und als wissenschaftliche Mitarbeiterin im ASH-Team des Verbundprojekts Pflegepraxiszentrums (PPZ) Berlin, welches Teil des bundesweiten Clusters Zukunft der Pflege ist.

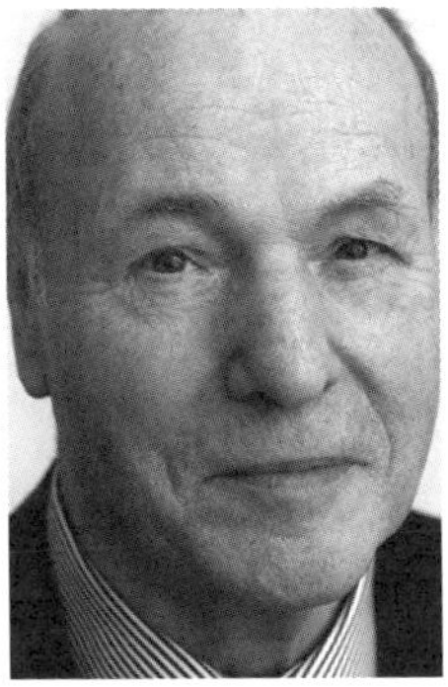

© Foto: Dieter Münzberg

Prof. Dr. habil. Herbert Schirmer

Herbert Schirmer ist habilitierter Professor für Gesundheitswirtschaft an der privaten, staatlich anerkannten Fachhochschule des Mittelstands (FHM) – University of Applied Sciences – in Bielefeld. Von 2001 bis 2009 hatte er einen Lehrauftrag an der Leuphana Universität Lüneburg im Masterstudium Gesundheitsmanagement und Integrierte Versorgung. Im Jahr 2014 übernahm er zusätzlich einen Lehrauftrag für verschiedene Module im Gesundheitswesen im Master- und Bachelorstudium an der staatlichen Hochschule „Alice Salomon" in Berlin.

Auf ihn geht die Gründung des Deutschen Vereins für Krankenhaus-Controlling e. V. (DVKC) im Jahr 1994 zurück, dessen Ehrenvorsitzender Herbert Schirmer ist. Er war Gründungsmitglied und Ehrenpräsident des im Jahr 1999 gegründeten Krankenhaus-Kommunikations-Centrums (KKC) – Gesellschaft zur Förderung interdisziplinärer Zusammenarbeit in den Einrichtungen des Gesundheitswesens e. V. Der Verein hat am 31.12.2022 nach 23 Jahren seine Arbeit eingestellt. Die Ideen des Vereins über die interdisziplinäre Kommunikation und Kooperation im Gesundheitswesen werden seit Januar 2023 im Kommunikations Kompetenz Club (KKC 2.0) fortgesetzt. Als Gründungsdirektor leitete Herbert Schirmer seit 2002 über ein Jahrzehnt die VICENNA-Akademie mit Sitz in Herford, einer 100 %-igen Tochter des Krankenhaus-Kommunikations-Centrums e. V. (KKC). Im Jahr 2022 wurde Herbert Schirmer für sein langjähriges Engagement im KKC der Max-Heymann-Preis verliehen.